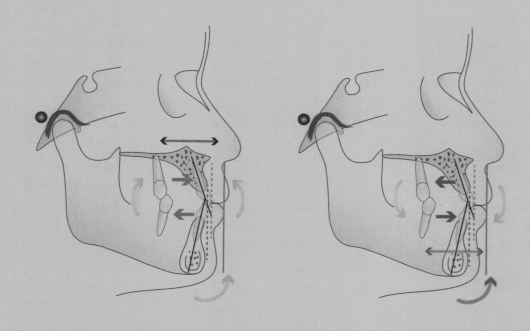

IPDO
矫治技术
Individual Philosophy Directed Orthodontics

兰泽栋　陈建明　著

人民卫生出版社

图书在版编目（CIP）数据

IPDO矫治技术 / 兰泽栋, 陈建明著. —北京：人民卫生出版社, 2019

ISBN 978-7-117-28418-9

Ⅰ.①I… Ⅱ.①兰… ②陈… Ⅲ.①口腔正畸学 Ⅳ.①R783.5

中国版本图书馆CIP数据核字（2019）第068696号

| 人卫智网 | www.ipmph.com | 医学教育、学术、考试、健康，购书智慧智能综合服务平台 |
| 人卫官网 | www.pmph.com | 人卫官方资讯发布平台 |

IPDO 矫治技术

著　　者：兰泽栋　陈建明
出版发行：人民卫生出版社（中继线 010-59780011）
地　　址：北京市朝阳区潘家园南里 19 号
邮　　编：100021
E - mail：pmph @ pmph.com
购书热线：010-59787592　010-59787584　010-65264830
印　　刷：三河市宏达印刷有限公司（胜利）
经　　销：新华书店
开　　本：889×1194　1/16　印张：11
字　　数：310 千字
版　　次：2019 年 6 月第 1 版　2020 年 4 月第 1 版第 2 次印刷
标准书号：ISBN 978-7-117-28418-9
定　　价：148.00 元

打击盗版举报电话：010-59787491　E-mail：WQ @ pmph.com
（凡属印装质量问题请与本社市场营销中心联系退换）

序

　　收到兰泽栋教授的电话邀请为其新书《IPDO矫治技术》写序,理由是书中引用了我的生理性支抗控制理念的部分观点。于是,我带着好奇心,向兰教授索要了初稿。收到后,我立即放下手头所有的工作,从头到尾学习了一遍,虽然不可能在短时间内深刻体会兰教授多年来研究口腔正畸学的心得,但他对口腔正畸专业持之以恒的探索精神令我感动。该书几乎囊括了兰教授对Begg技术、Tweed技术、Roth直丝弓技术、生理性支抗Spee弓矫治系统(PASS)技术等风格迥异的矫治理念的领悟,结合自己对头影测量、口颌系统功能的认识等,形成了自己的矫治理念。正如兰教授自己在前言中对口腔正畸学知识浩瀚无边的深切感悟一样,我们必须承认,在现阶段口腔正畸医师对口腔正畸学的认识还远没有达到"完善的科学体系"的境界,临床上很多的做法还只是前人的经验,更多的是国外的经验。兰教授做了一次勇敢的尝试,我在祝贺其新书出版之际,也希望我国口腔正畸医师在博采众家之长后,能形成"中医"的口腔正畸理念,在这一点上,我钦佩兰教授的勇气,希望更多的口腔正畸医师勇于走出自己的口腔正畸之路,让我们共同期待中国口腔正畸百花齐放的春天!

许天民

2017年10月

前言

在编写《IPDO 矫治技术》前言时，我内心忐忑不安、诚惶诚恐。为什么呢？虽然之前翻译过几本译著，也主编、参编过几本参考书，但是除了《口腔正畸技工学》中有一些自己原创的东西外，其他著作少有自己的观点。

我毕业于原白求恩医科大学（现吉林大学白求恩医学部），原本硕士专业是口腔颌面外科，因导师调动工作，转系成为口腔影像专业的研究生。我因专业而心有不甘，于是凭借口腔影像专业知识研究了口腔正畸学的 X 线头影测量课题，使我对口腔正畸学产生了浓厚的兴趣。动力源于兴趣，兴趣是最好的启蒙老师，因此，我在读硕期间研读了许多口腔正畸学方面的书籍，其中有 Begg 矫治技术、TN 矫治技术、活动矫治技术、功能矫治技术、方丝弓矫治技术和 Alexander 矫治技术等，从此也就立下了今生奉献于口腔正畸事业的决心。当时是空有理论而无实践，记得第一次粘接 Begg 托槽总感觉哪里不对劲儿，假装翻抽屉、查阅资料，发现原来是托槽粘倒了！在之后的 3 年间，我尝试了 Begg 矫治技术、标准方丝弓矫治技术、活动矫治技术及功能矫治技术，边学书本、边干边领悟，但总有领悟不到的地方，当时百思不得其解，现在回想起来，是因为所研读的各种书籍基本都是一个套路，只说标准不谈感悟，更谈不上将实践经验倾囊相授了。人们习惯的思维方式是引经据典，说什么话都要有根据，根据这儿、根据那儿，不自觉中就把书编成条条框框了。

这 3 年间，我感觉口腔正畸的深邃浩渺似无尽的太空，总有搞之不懂而欲罢不能之心结，于是又去攻读了口腔正畸学的博士，至此走上了口腔正畸这条路。我正式从事口腔正畸到现在已走过了 21 个年头，从青葱少年到华发尽染，可是对于"正畸"这两个字还是解读不透，对诸多口腔正畸学理念也难于感悟，问题到底出在哪儿呢？人到了这个年龄往往会思考哲学问题，哲学和口腔正畸学的关系问题一直困扰着我，医学属于哲学范畴，哲学的对象是世间万物，那可否从哲学的角度思考口腔正畸学的问题呢？口腔正畸的对象是人，在口腔正畸治疗或者学习口腔正畸学时，能否把患者视为机体，从人文学的角度去关怀和治愈他们呢？但是，口腔正畸学告诉了我们太多的数据和程序，而很少从整体观（尤其是颅颌面的整体）、自然观和生命观等方面告诉我们该如何学和如何从事！这也就自然而言地给口腔正畸工作者带来了许多困惑。有段时间聆听了许天民教授的诸多教诲，感悟颇深，一是我们口腔正畸标准问题的科学性；二是何谓口腔正畸技术。我们在口腔正畸治疗时往往追求某个标准，如正常𬌗人群的标准值，或者自然的正常𬌗，但个体的正常与否岂能是几个标准就能界定的呢！只要做过口腔正畸治疗，那么我们的对象就是经过人工雕琢的，若将其与自然的东西去比较，可取否？人类经过长久的进化才演化到了今天这个模样，那是否应遵从自然进化规律呢？口腔正畸是否也应顺其自然、顺势而为呢？还是机械地、不加限制地改造我们认为有瑕疵的机体呢？在此抛出这么多的疑问，就是想说明口腔正畸无定势，还有太多的问题需要我们去弄清楚。

师傅领进门，修行靠个人，如果自己不努力也是枉然，而我自认为是个很努力的人，但是鉴于天资和悟性匮乏，故从事口腔正畸这么多年也无建树。在从事口腔正畸的漫长岁月里，通常是靠失败买经验，靠尝试去革新，靠发现问题去解决问题。几多岁月几多华发，在自己尝试了很多方法和理念去诠释口腔正畸的过程中，终于对口腔正畸不再一知半解，也有了自己的一些想法和做法，正由于对自己的口腔正畸历程有所感悟，故尝试着用思想语言来谈一谈"IPDO 矫治技术"。当然，书中所言只是个人拙见，这里只是抛出一些理念，供大家参考。正如"IPDO 矫治技术"所言，它是一个开放的平台，不为拥有只为所用，而且我也一直告诫自己，万不可夜郎自大，一定要秉持"拿来主义"和"扬弃"来看待所谓的"IPDO 矫治技术"。

　　信笔由缰，任思想乱蹦，在此恣意妄论，还望尊敬的读者多多谅解和海涵。本书还有很多的填补空间，希望各位读者能够对本书斧正一二，今后定会不断完善。

　　感谢以 Bob. Williams 为首的 RW 教官对我口腔正畸之路的引领！

兰泽栋于广州

2018 年 10 月

目　录

第一章

IPDO 矫治技术概论

第一节　IPDO 矫治技术概述

常言道，口腔正畸思想比口腔正畸技术重要。然而一些口腔正畸医师却对口腔正畸技术更感兴趣。实际上，口腔正畸思想应与技术相统一。医学是自然科学的分支，自然科学属于哲学的范畴。在哲学的宇宙里，辩证法又是哲学的核心。在学习和从事口腔正畸的过程中，如果能将辩证法思想贯穿始终，就会有的放矢，实现口腔正畸目标——美观、功能、稳定和健康。哲学是一门既有共性又有个性的学科，在谈及思想时，常充满个人色彩。作为口腔正畸医师，如果具有相对正确的哲学观，同时又有个人的思想融入其中，这就是 individual philosophy directed orthodontics（简称 IPDO），即个性化理念引导的正畸治疗。

IPDO 矫治技术具有一定的理论基础，诊断分析明确、矫治机制简洁，符合生理学要求，从整体观考虑问题，矫治效果稳定且美观等。其核心是通过明确正确的诊断来制订切实可行的治疗计划。如果诊断和治疗是正确且可控的，那么我们就可以相对准确地预测可能发生的潜在问题，就能够设法去控制问题不发生或少发生以及控制问题发生的程度，而不是问题发生了再寻求解决方法。

IPDO 矫治技术构建的是一个平台，这个平台是开放的，是与时俱进、不断发展变化和逐步完善的。口腔正畸之路漫漫修远兮！IPDO 矫治技术的观点会不断兼收并蓄、整理反思，与分享者一同在路上相向而行，为了一个共同的目标——功能、美观、稳定和健康而持之以恒、上下求索！

第二节　IPDO 矫治技术的口腔正畸目标

一、功能

口腔正畸中所谓的功能，不仅仅指口腔功能，即咀嚼、吞咽、发音、呼吸等，更特指口腔的咬合功能，它涉及神经、肌肉、颞下颌关节以及牙齿的咬合等。

（一）颞下颌关节

颞下颌关节由髁突、关节窝、关节结节、关节盘、关节囊、关节盘韧带、神经、血管和附着的肌肉组成。其中髁突、关节窝、关节结节和关节盘之间要形成一定的相互关系，包括动态的和静态的。通常认为，关节的各部形态、结构、大小以及功能相对正常，此时关节才能行使相对正常或者稳定的功能。

IPDO 矫治技术认为，髁突的位置会直接影响下颌运动的稳定性。如果髁突处于关节窝中稳定及可重复的位置，那么下颌骨的空间位置也就相对稳定，换言之，下颌的运动需要绕着铰链轴做转动或者滑动（图 1-1）。在口腔正畸临床检查中如果发现髁突移位，即关节间隙出现异常，关节的形态、结构及大小也出现异常，那就有充足的理由怀疑下颌的功能运动有出现异常的可能性。如果发现髁突后下方移位、正下方移位，或者前下方移位，此时若给患者戴上咬合板或者平导板以及多托槽矫治器等，那么在某种意义上来说，就相当于给髁突赋予了复位的工具，髁突就有了向前上方复位或者稳定在某一个可重复位置的可能性，也就说明患者可能有几个颌位。

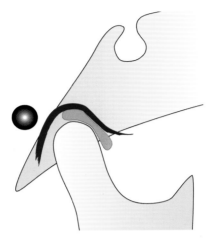

图 1-1　髁突的位置

　　临床上，通过口内检查或者手持模型检查发现个体的磨牙咬合关系表现为 I 类、II 类或 III 类关系，但是只要配戴矫治器，经过一段时间就会发现，原来的下颌空间位置发生了些许变化，即更向远中或者后下方旋转。至于磨牙关系的改变也不排除上颌后牙"生理性支抗储备"丢失的可能性。如果口腔正畸临床中不予以关注颞下颌关节的问题，有时患者出现的双重咬合或者多重咬合的问题就会困扰我们，有时就会疑惑为什么做了所谓的支抗控制，可支抗还是丢失了呢？髁突的运动受神经肌肉反射弧的影响，当然也受到咬合状态的影响。这也在一定程度上说明颅颌面是一个统一整体，不可分割。如果髁突已发生移位，那就意味着下颌的空间位置并没有稳定下来，也就说明在口内看到的咬合关系是在牙尖交错位（intercuspal position，ICP）下的关系，如果与正中关系位（centric relation position，CRP）之间差异较大，那么 ICP 时的下颌位置并不是下颌真正稳定的位置，随着外界的干预，下颌的位置可能会发生改变，故此推断，在此 ICP 时看到的咬合关系并不是真实的咬合关系，也就印证了俗语所说的"永远也不要相信你在口腔内所看到的咬合关系"。

　　口腔正畸医师不是关节科医师，但是关节的问题又与口腔正畸治疗息息相关，因为颅颌面整体学说是毋庸置疑的。

　　口腔正畸医师所关注的关节问题不是一个点，而是一条线段，也就是说不是所有的关节问题都要摆在口腔正畸治疗中的关键位置。这就涉及从口腔正畸的视角谈及关节是正常还是异常的问题。所谓的关节正常是指髁突的空间位置稳定可重复；髁突与关节盘和关节窝之间的相互关系正常（不论是静态的还是动态的）；髁突、关节盘及关节窝的形态、大小和结构无异常；关节结节的后斜面（髁导）和切导相对协调。反之则异常。

　　在临床上遇到的关节问题中，最困扰口腔正畸医师的是矫治过程中出现的髁突特发性、进行性吸收（II 类错𬌗患者多见），此时会发现患者的下颌愈发后缩，咬合愈发变浅，甚至出现开𬌗的状况。以上事实说明关节的状态将直接影响到口腔正畸的矫治效果。

　　谈及口腔正畸的颞下颌关节问题时，不得不谈及移位的关节盘复位问题。关节盘移位分为可复性盘前移位和不可复性盘前移位，通过磁共振成像（MRI）检查可发现关节盘移位的状态和形式。通过口腔正畸或者其他手段促使移位的关节盘复位，对稳定下颌的空间位置至关重要。关节盘复位的方法很多，选择合适的复位方法是普通口腔正畸医师面临的难题。

（二）功能咬合

常言咬合，通常指咬合关系，即前牙的覆𬌗、覆盖关系和磨牙关系（Ⅰ类、Ⅱ类、Ⅲ类咬合关系）。而咬合功能在口腔正畸中并不是简单的咬合状态的描述，多数情况下是指下颌运动过程中行使的功能，当然也涵盖静态下的咬合功能。

1. 上下颌前牙要建立"正常的咬合力学架构"　即除了具备正常的覆𬌗、覆盖关系之外，还涉及上下颌切牙要"植立"于牙槽基骨之中，同时涉及上下颌切牙的唇舌向轴倾度和上下颌切牙的唇面倾斜度问题。

图 1-2 显示三种牙齿与其牙槽基骨的关系，也可以理解为三种牙型与骨骼型之间的关系。图 1-3 为理想的上下颌切牙关系，当前牙位置较佳时，咬合力可以顺着牙槽骨传递至颌骨。

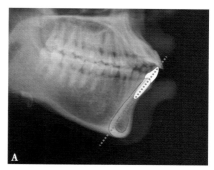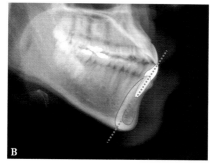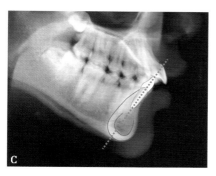

图 1-2　牙齿与其牙槽基骨的关系

A. 下颌牙槽骨较薄，下颌切牙移动的范围相当有限　B. 下颌牙槽骨稍厚，下颌前牙可在一定范围内移动　C. 下颌牙槽骨较厚，下颌前牙可移动的范围较大

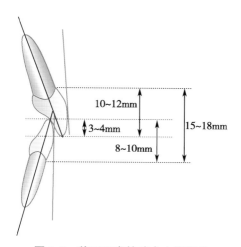

图 1-3　前牙正常的咬合力学架构

当下颌的位置处于相对远中或者后下旋转时，下颌切牙即使"植立"于牙槽基骨之中，其牙长轴的唇舌向倾斜度和唇面的倾斜度也很难正常，此时只能期待下颌的生长、旋转或者通过正颌外科手段前徙并旋转下颌。

2. 上下颌切牙要有相对正常的切导　即髁导和切导要相对协调。在谈及切导时，口腔正畸医师一定要关注上颌中切牙近中舌侧边缘嵴的形态和大小。如果患者的舌侧边缘嵴高耸和舌侧窝深陷，此时的舌侧边缘嵴通常呈弧形，在口腔正畸治疗中可期待其自然磨耗变平整或者人为干预；如果舌侧边缘嵴高耸，会影响到患者的覆盖关系。口腔正畸治疗中应期待上颌中切牙舌侧边缘嵴的平整和一致性。另外，下颌中切牙近中切缘的状态也会影响到切导，适时地加以关注或者适当的处理是必要的。只要患者做下颌的前伸运动，除上下颌切牙有咬合接触外，其他牙齿需即刻分离。在后牙紧密咬合时，上下颌前牙应轻轻接触或者稍微离开，形成后牙保护前牙的态势。

3．就尖牙而言，上下颌尖牙形成尖牙保护𬌗或者诱导𬌗也是非常重要的　尖牙的牙根在所有牙齿中最为粗壮，在动物的敌对行为中，尖牙是利器，由此可足见其重要性。在口腔正畸矫治过程中，人们通常会努力尝试着建立尖牙间的正常咬合关系以便发挥正常的生理功能。何谓尖牙间的正常咬合关系呢？上下颌尖牙也应该"植立"于牙槽基骨之中，同时应顺应局部的骨骼型，颌内尖牙间应该具有一定的宽度，上下颌尖牙间不要咬合过于紧密，同时上下颌尖牙要保持一定的倾斜度和旋转度，以利于下颌在做侧方咬合运动时保证下颌尖牙牙尖顺应上颌尖牙的舌侧近中边缘嵴区域做滑动。下颌在做侧方咬合运动时，应该只有功能侧的尖牙接触，而余牙即刻分离，从而对其他牙齿起到保护作用。有些个体只会做侧前方咬合运动，此时下颌尖牙牙尖就可能顺着上颌侧切牙的远中舌侧边缘嵴做滑动，往往就会发现相应的侧切牙发生舌侧边缘嵴磨耗、临床牙冠变长、牙龈萎缩红肿、牙齿隐裂和牙颈部粗糙化等问题。当侧切牙过长时，随着下颌的前伸运动，尖牙牙尖就会撞击上颌侧切牙，相应地就会出现前已述及的咬合创伤等问题。当然，在口腔正畸治疗中，切记要避免下颌尖牙牙尖过多地高于切牙的切缘，通常级差在0.5mm。

4．上下颌后牙最好要建立一牙对二牙的关系（图1-4）　上下颌后牙的尖、窝、沟、嵴形态、大小正常和结构完整。在RCP-ICP协调的情况下，要构建较多的正中止点，亦即增加咬合的稳定性。

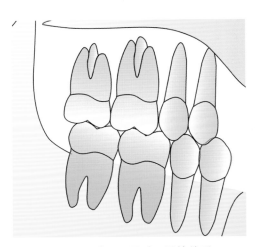

图1-4　后牙一牙对二牙的关系

IPDO矫治技术对于上下颌后牙建立何种咬合关系有以下建议：①最好不要建立完全的近中磨牙关系或者远中磨牙关系，因为其咬合功能之健康状况还有待评估；②上下颌咬合关系的构建应该遵从自然进化的规律；③如果受到患者主客观条件的限制，也不排斥建立磨牙的完全远中或者近中关系，甚至有的患者会建立后牙轻度近中或者轻度远中的关系。对于第③点而言，前牙关系应该符合功能咬合学要求，应该前牙保护后牙。

在谈到构建良好的咬合功能时，通常应关注切牙咬合力学架构、切导、尖牙保护𬌗和前后牙交互保护的问题，当然也应关注后牙建立一牙对二牙的关系和建立较多的正中止点问题，同时还应关注建立上下颌牙弓的正常纵𬌗曲线的问题。

在口腔正畸临床中，当患者的牙齿发生磨耗、楔状缺损、隐裂、牙颈部粗糙化和牙龈红肿退缩时，通常可以判断患者出现了咬合功能障碍，最多见的表现是后牙出现咬合干扰。后牙咬合干扰往往出现在RCP-ICP不协调的病例中。有时，如果过早地将上颌第二磨牙加入矫治系统，而不是PASS技术之生理性支抗的维护处理，当进行下颌复位或者下颌自动复位时，后牙往往会出现咬合干扰，这种临床处理破坏了理应存在的上颌后牙区的补偿曲线。此时会有人质疑牙弓整平和打开深覆𬌗效果的问题，IPDO 矫治技术建议适当保存上颌后牙咬合曲度，缩短上颌切牙至前磨牙的牙弓长度，通过控制上颌切牙的垂直向位置来打开咬合和整平 Spee 曲度。

5. 咬合功能与𬌗平面　若让下颌同上颌之间建立正常的咬合关系和行使正常的咬合功能，必须确保有正常的咬合曲度。缩短上颌牙弓接触长度（上下颌咬合接触）是防止后牙咬合干扰发生的方法之一。

考虑到构建个体美的侧貌，往往通过改变𬌗平面的存在形式而实现，故采取何种手段调控𬌗平面是 IPDO 矫治技术的关注点之一。

如果欲使下颌绕着铰链轴做正常的开闭口运动，上颌构建一个较短的咬合接触平面至关重要。此处涉及避开后牙咬合干扰行使下颌功能运动的诸多问题。上颌第二磨牙适时地加入矫治系统和确保上颌磨牙固有的"生理性支抗储备"等措施，是减少后牙咬合干扰的有效手段。

上颌构建一个较短的咬合接触平面涉及拔牙矫治设计的问题。不论是Ⅰ类错𬌗还是Ⅱ类错𬌗，往往都涉及牙列拥挤和前牙唇向倾斜需要直立和内收的问题，当然，个别患者也有侧貌改善的问题，凡此种种，通常需要拔除过渡牙齿（前磨牙）来达到上述目的。但是，从咬合功能学的角度来看，缩短上颌咬合接触平面和平缓该平面，既可以减少后牙咬合干扰又可以试图让下颌发生逆时针的旋转，此时对前移后缩的下颌是有一定帮助的，随之患者的面下 1/3 侧貌也就得到了相应的改善。

（三）神经、肌肉、韧带系统

谈及咬合功能就无法避开神经肌肉的功能问题。当个体存在早接触、咬合支点、尖牙过保护性引导、紧咬牙、夜磨牙、咬合摆动、咬合微动等问题时，神经肌肉组织（尤其是本体感受器）为了抵消支持组织异常力学刺激和避免牙齿乃至关节的磨耗损害等，在神经肌肉反射弧的作用下，下颌将进行异常的咬合运动，这样就会给整个机体带来损害。

在口腔正畸治疗过程中，由于牙齿及颌骨位置的改变，神经肌肉系统的状态也会发生相应的改变，但是这种改变较小并且较慢。颅颌面神经肌肉的状态是长时间适应颅颌面骨性结构和功能［颞下颌关节（TMJ）和咬合］的结果，既然长期适应，就涉及神经肌肉记忆的问题，也就涉及所谓"记忆型"的问题。

个体的颌位是由肌肉和咬合关系固定的，关节盘是由附着于其上的韧带固定的，如果肌肉和韧带出现异常，颌位和关节盘的位置就会出现异常。对于那些出现明显肌肉异常的个体和因韧带功能异常而导致关节盘移位的个体，构建正常的肌肉功能和恢复韧带的功能就显得尤为重要。对于颌位异常的个体而言，通常需要给其戴用咬合导板，构建相对正常的功能咬合关系，消除神经肌肉的记忆型，重新构建基于正常或者稳定的髁突位置以及下颌位置的神经肌肉记忆型，是保证下颌颌位稳定的前提。换言之，就是需要最低限度的神经肌肉适应新的咬合关系和颌位。临床上有些患者颌位复发，往往是神经肌肉改建不完善的结果。

除了用一些传统的物理疗法（理疗、手术）和化学疗法（药物）来恢复关节韧带的功能外，也可用咬合导板来恢复髁突、关节窝及关节结节的相互关系与关节间隙。当然，不论是神经肌肉还是关节韧带，其都有一定的代偿作用，只要个体在一定程度上表现为颅颌面神经肌肉和关节韧带的健康，对其关注力度也就酌情而定了。

二、美观

美观在口腔正畸治疗中是一个历久而弥新的问题。何为美？见仁见智！但是，随着各种媒介的国际化，人们的审美标准也有国际化的趋势。比如很多人喜欢侧貌相对直一些的面型，换言之，很多人喜欢个体有一个挺直的鼻子、性感的口唇和靠前一点的颏部，也就是我们常说的西方人面型（高加索人种的面型）。而对于东南亚的某些蒙古人种而言，其容貌常表现为上颌前突、下颌后缩、高颧骨、塌鼻梁、短鼻头、露鼻孔、上唇短缩并外翻、上颌前牙前突、小下颌等诸多表现，这些表现常不利于构建直面型，当然也就很难符合大众的审美标准，也给口腔正畸医师提出了改善面型的难题。

如果通过拔牙内收并压低牙齿和缩短咬合接触平面并平缓之，则可在一定程度上求得下颌的逆时针旋转，同时也利于构建功能咬合，那么面下 1/3 侧貌也就随之改善了，这是此类错𬌗畸形矫治的指导性思路之一。在评估个体侧貌时，可用额部的某个点构建的基准平面来评估，也可用通过鼻尖点和颏前点的切线（E 线）来评估（图 1-5），但是这两种方法均有一定的局限性。前者虽然遵从了颅颌面整体性原则，但也违背了"就近原则"；后者遵从了"就近原则"。

如果以额部的某个点构建的基准平面来评估个体的整体侧貌，通常很多个体都需要通过手术来解决侧貌问题，但是个体又很少愿意接受手术疗法，退而求其次就不得不选择代偿治疗。口腔正畸医师的发挥空间基本局限于上颌的牙槽骨、牙齿以及下颌，既然口腔正畸医师发挥的空间有限，那么为何不在可以发挥的空间内来讨论和解决问题呢？如果以 E 线来评估面下 1/3 侧貌，亦即鼻、唇、颏关系，是无法评判颏部空间位置的，而颏部空间位置的改变对于改变面下 1/3 侧貌至关重要！

IPDO 矫治技术在评价个体侧貌时，比较关注自然头位下的上下唇与颏部的相互关系，即推荐使用通过鼻下点的自然铅垂线作为参考平面，通过评估上下唇前点和颏前点与该参考平面的关系来确定个体面下 1/3 的侧貌（图 1-6）。

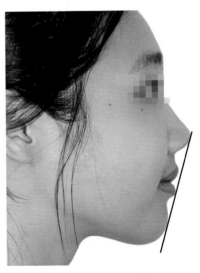

图 1-5   E 线

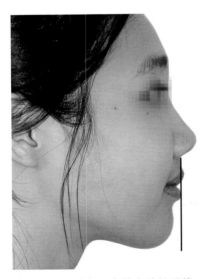

图 1-6   通过鼻下点的自然铅垂线

在评估面中1/3侧貌时,比较关注颧颊线的走行、苹果肌的丰满度和鼻唇角的大小等(图1-7)。

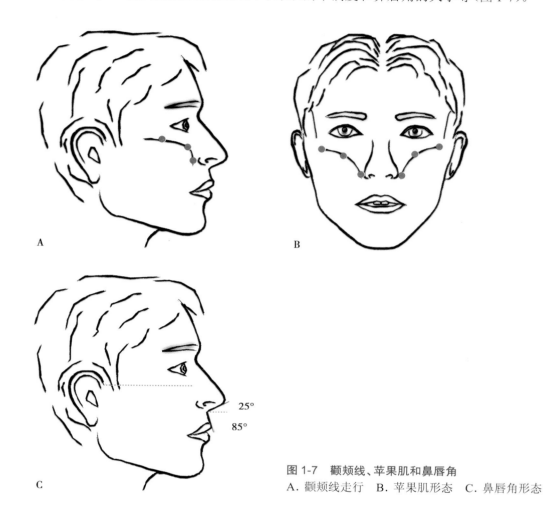

图 1-7　颧颊线、苹果肌和鼻唇角
A. 颧颊线走行　B. 苹果肌形态　C. 鼻唇角形态

三、健康

颅颌面是一个统一整体,谈及健康就应该从颅颌面之整体来考量。通常所说的健康是指牙体、牙周、关节、神经肌肉和韧带的健康,当然也包括心理健康。

牙体健康通常是指牙体少有磨耗、隐裂、楔状缺损,牙颈部粗糙化,牙根尖完整;牙周健康是指牙龈少有红肿、增生和退缩,牙槽嵴少有吸收,当然更不能有牙周袋;神经肌肉的健康是指肌力正常,少有异常肌肉型,肌电活动正常,肌肉运动协调;关节健康是指关节的形态、结构、大小、运动及各部分的相互关系(动态、静态)协调一致。

四、稳定

IPDO矫治技术谈及的稳定有别于矫治结束、不再戴用保持器之后的少有复发和不复发所界定的"稳定"。实际上,我们在求得恢复颅颌面各种功能的时候,也就构建了稳定。稳定和功能、健康是息息相关的。对于一位牙周病患者而言,无法谈及它的咬合稳定;同理,对于一位具有咬合功能障碍的患者而言,又如何能去谈及他的咬合稳定和牙体、牙周、神经肌肉、韧带及关节的健康呢?例如一个理想正常𬌗个体,如果他的牙体磨耗超过了正常生理速度和限度,那么他的牙齿、牙列、咬合及神经肌肉乃至关节是无法谈及稳定的。

　　事物是普遍联系的，对于口腔正畸四大目标而言，四者是相辅相成、紧密联系且不可分割的。功能和健康是稳定的前提，美观是口腔正畸的第一追求要素。如何理解和界定口腔正畸的四大目标决定了一位医师的口腔正畸思路和理念。

第三节　IPDO 矫治技术的理论基础

一、功能咬合

　　所谓的功能咬合，就是颅颌面神经肌肉协调、颞下颌关节健康、咬合功能完善。在此基础上再达到美的容貌，健康的牙体、牙周组织和稳定的治疗效果等，这就是所谓的功能咬合目标。以上都明确之后，要尽可能地简化治疗的生物力学机制，如果做到矫治过程可控，那么矫治就会朝着客观正确的目标前进！为了获得功能咬合，通常要做到以下几点：

（一）上下颌牙弓的平行化

　　评价个体咬合平面的时候，不要拘泥于只是将上下颌牙弓的咬合平面定位于上颌咬合平面和下颌咬合平面。实际上，很多个体的上颌咬合平面可划分为前牙区咬合平面和后牙区咬合平面，通常见于安氏Ⅱ类1分类和开𬌗的患者（图1-8）；下颌的咬合平面也是一个"曲面"。平直并平缓上颌平面，以及使上下颌咬合平面合二为一对口腔正畸治疗意义重大。但是，在矫治的初始阶段，保持上颌后牙区斜向后上的咬合平面十分必要，这对于后牙"生理性支抗"的维持和充分利用拔牙间隙以供拥挤的牙列排齐和前牙内收也是十分重要的。

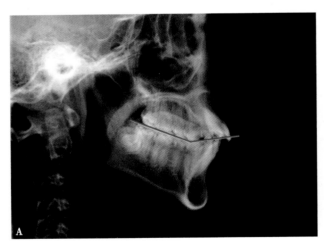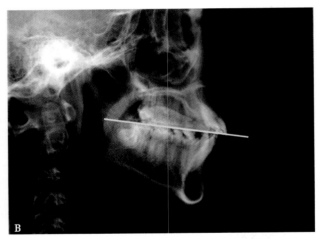

图1-8　咬合平面形态
A. 两个咬合平面　B. 治疗后预期达到的咬合平面

（二）建立正常的上下颌切牙关系

　　上下颌切牙要有一定的唇倾度，要尽可能地"植立"于牙槽基骨之中，形成良好的唇齿关系（图1-9）。建立正常的咬合关系并非通常意义上的正常覆𬌗、覆盖关系，而是建立切牙的咬合诱导，要能够达到髁导和切导的协调一致，在前伸𬌗时，除切牙之外的余牙均要达到咬合即刻分离。

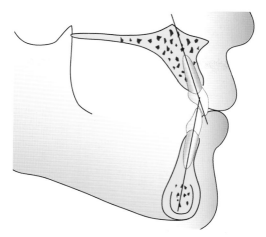

图 1-9　正常的上下颌切牙关系

（三）建立侧方牙（尖牙、前磨牙、磨牙）一牙对二牙的关系

努力构建侧方牙良好的尖窝咬合关系和较多的正中止点，以利于建立单一咬合而不是双重咬合和多重咬合，亦利于下颌位置的相对稳定。不要轻易建立完全的近中关系和远中关系，因为它不符合自然进化的规律。上下颌尖牙要形成尖牙保护和诱导，在侧方咬合运动时，除尖牙之外的余牙均要达到咬合即刻分离。

（四）上下颌牙弓在基骨弓许可的情况下，有必要建立宽大的弓形（卵圆形或方圆形）

下颌尖牙间的宽度要和两侧髁突的宽度协调一致，这样下颌在做侧方咬合运动时就会减少咬合干扰。如果牙弓呈尖圆形及尖牙间宽度不够大，则下颌切牙就会唇倾，甚至呈 V 字形牙弓，下颌在做侧方咬合运动时，就无法完全形成尖牙保护的功能咬合。同时下颌切牙唇倾还会导致上下颌尖牙形成远中咬合关系，而无法形成有效的尖牙引导及保护，从而造成咬合干扰，并造成尖牙磨耗、隐裂、牙颈部粗糙化，严重者会造成牙槽骨吸收和牙龈退缩等。

（五）在替牙期要形成前牙（切牙、尖牙）相对正常的咬合接触关系

在替牙期形成前牙（切牙、尖牙）相对正常的咬合接触关系，利于恒牙列建立正常的咬合关系，即一牙对二牙的关系；利于上下颌骨的正常协调生长发育；利于简化恒牙列错𬌗畸形的矫治。

（六）形成正确的唇齿关系，获得良好的美学效果（图 1-10）

卵圆形或者方圆形的牙弓、正确的切导、正确的切牙唇倾度等，均有利于获得良好的唇齿关系和正貌、侧貌及笑貌的美学效果（如口内牙弓充盈丰满、唇缘线和牙弓曲线一致、唇肌放松、下颌偏斜调整等）。

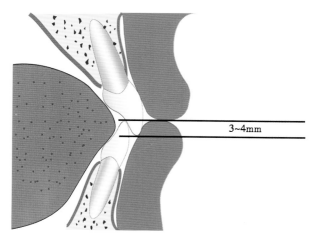

图 1-10　正确的唇齿关系和良好的美学效果

二、颅颌面三维方向的问题

（一）解决颅颌面的矢状向问题

在口腔正畸治疗过程中，人们通常关注个体的矢状向问题，如上颌前突、下颌后缩、上颌后缩、下颌前突等，也就是俗称的"大哨牙""地包天"（又称"兜齿"）等。矢状向问题的改善会直接影响到侧貌的美学效果，是除医患之外的第三方最为关注的问题，这就凸显了侧貌美学效果的社会性。但是，很多个体的矢状向问题的发生往往伴随着横向和垂直向的问题，有时想要解决矢状向问题，往往需要矢状向、横向和垂直向三位一体的思考。

（二）解决颅颌面的横向问题

解决颅颌面横向问题通常要考虑上下颌后牙基骨弓宽度是否协调；后牙覆盖的大小；上颌后牙是否颊向倾斜及下颌后牙是否舌向倾斜；上下颌中线及牙弓中线是否偏斜等。如果上下颌牙弓横向不调，则会导致牙弓垂直向不调和（或）矢状向不调。

（三）解决颅颌面的垂直向问题

如果颅颌面存在垂直向问题，往往会导致个体的骨骼型异常，临床上表现为高角或者低角骨骼型，而牙齿表现为深覆𬌗和开𬌗等。有时上下颌牙弓不够平行化也会表现为颅颌面的垂直向问题。在口腔正畸临床中，如果患者表现为高角型及下颌后缩的面型，则通常考虑平缓陡峭的咬合平面，通过压低上颌牙齿来谋求下颌骨的逆时针旋转，从而使得颏部向前，以此来改善侧貌。对于低角型下颌前突的反𬌗患者，可设法将平缓的咬合平面陡峭起来，以谋求下颌骨一定程度的顺时针旋转，此时对反𬌗患者面型的改善有一定的帮助。如果的确是骨性问题，而且通过牙齿又无法进行有效的代偿治疗，此时需要借助正颌手术解决患者存在的骨性问题。

总之，医师应该从矢状向、横向及垂直向三位一体的角度考虑个体存在的问题，要将三个方向问题的解决做个优先排序或者齐头并进。这也是整体观理念的一种体现。

三、审美

（一）口腔正畸审美

口腔正畸审美包括牙齿的整齐排列、正侧貌的改善和笑貌的改善等。美是口腔正畸追求的第一要素。在口腔正畸求美的过程中，首先应该考虑到患者的主诉；其次要考虑到作为口腔正畸主体——医师的审美观以及医师在创造美的过程中的有效性，即医师对于美之创造的把控力；再次还要考虑到社会美的流行趋势等。通常讲，口腔正畸是"科学与艺术的统一"，科学要求真务实，是在一定程度上可以量化的；而艺术往往是感性的，口腔正畸医师在创造美的过程中，通常带有一些个人的感情色彩，即个人的审美情趣决定了创造美的目标，而且还要考虑到整体美的问题，艺术的最高境界是仁者见仁、智者见智。

（二）美决定了口腔正畸、正颌的努力方向

常言道："美决定口腔正畸""美决定正颌""美决定治疗计划"。但美究竟决定了什么呢？实际上，美决定了口腔正畸、正颌的努力方向。如果将牙齿、颌骨矫治到合适的位置，那么依附于硬组织上的软组织就会有一定的塑形，同时再做一些软组织（肌肉、韧带、皮下脂肪等）的功能训练，那么软组织的容貌就会更加的理想。通常讲，美决定了口腔正畸、正颌的努力方向，咬合告诉我们问题的所在，当然这里所指的咬合包含了功能咬合、颞下颌关节（TMJ）、神经、肌肉、韧带等组织的健康和彼此间的协调等。

（三）美是一个整体概念

如果将相对完美的五官组合在一起构成一张脸，这张脸并不一定好看。然而在相对完美的各个器官中，个别器官表现的并不太完美，那么该个体的容貌并不一定不完美，甚至那个表现并不太完美的个别

器官很可能赋予了个体具有个性化的容貌，但是，如果个体各个器官大多数表现的并不完美，那该个体的容貌是很难达到完美的。

（四）美是动态的

在口腔正畸治疗过程中，我们不论是通过 X 线片，还是通过面像来评估患者的正侧貌，被评估的对象都是静态的，但是个体在评价自己容貌的时候往往是在动态的情况下进行的。这就促成了医师在评估患者容貌的时候要进行动态的观察，如此才能实事求是地客观评估患者的容貌。

另外，美随增龄而改变，当然笑线也会发生增龄性改变。对于个体而言，如果通过口腔正畸治疗获得了比较理想的笑线，然而随着年龄的递增，其笑线会随之下降。对女性而言，这种改变尤其明显，所以在构建女性笑线时，应该考虑到年龄因素的影响。

（五）关于面下 1/3 容貌美的评价（图 1-11）

面下 1/3 对人的容貌是否美观起到了至关重要的作用。面下 1/3 容貌的改善也是口腔正畸医师最能发挥个人魅力的一种体现，如果能够给予患者面下 1/3 容貌足够的认识和重视，将在某种程度上决定矫治的完美性。评价面下 1/3 容貌的方法较多，选择一种确实能够评判颏部位置的方法就更具有意义。

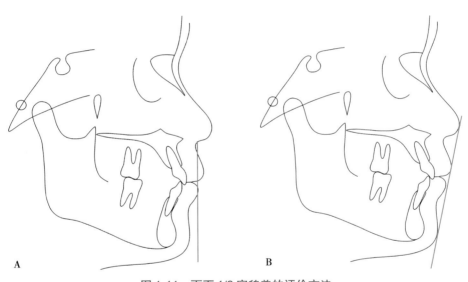

图 1-11　面下 1/3 容貌美的评价方法
A. 过鼻下点铅垂线评价法　B. 审美平面评价法

例如：在自然头位下，如果将通过鼻下点（Sn）的自然铅垂线作为评价基准线，评估上下唇及颏部与这条线的距离及相互关系，就能够比较客观地判断通过口腔正畸治疗是否达到了下颌的旋转及矢状向位置改变的目标。

通过旋转下颌来改变颏部位置的有效方法就是改变咬合平面，既要掌握平缓咬合平面和陡峭咬合平面的方法，也要掌握整体上抬上颌咬合平面的方法。

四、口腔正畸导航系统

（一）口腔正畸导航系统的阐述

在明确阐释口腔正畸导航系统（orthodontics position system，OPS）之前，首先要明确目标引导的口腔正畸治疗（goal directed orthodontics，GDO）的概念。

所谓的"目标"是指功能、美观、稳定和健康，但是 IPDO 矫治技术将它凝练为个性化的功能与美的协调统一（individual functional and cosmetic excellence，IFACE），它主要包括美的容貌、功能咬合、健康的关节等。这个目标具体地落实到口腔正畸临床中，也特指可视化治疗目标（visual therapeutic object，VTO）。

所谓的"引导"就是口腔正畸起于何处和止于何处的问题，是从起点如何走到终点的问题。这个"引导"就是 OPS，它源于全球定位系统（global positioning system，GPS）的理念。西班牙的 José Carrière 和 Luis Carrière 父子俩也强调"A road map for the orthodontic trip（口腔正畸应该有一个明确的路线图）"，我们将这个路线图称为 OPS，它应该是系统化、理论化和实践化的。

OPS 的核心是基于下颌切牙位置（mandibular incisor position，MdIP）的口腔正畸诊断分析与矫治设计，以及个体化的功能与美的协调统一（图 1-12）。

当然也可基于上颌切牙位置（maxillary incisor position，MaIP）来进行口腔正畸诊断分析与矫治设计（图 1-13）。

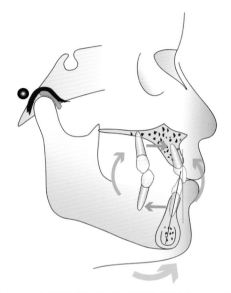

图 1-12　以下颌切牙位置为矫治设计的核心思路

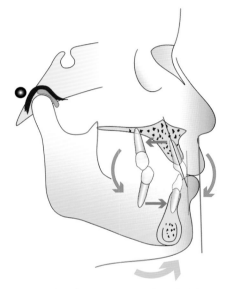

图 1-13　以上颌切牙位置为矫治设计的核心思路

本书之所以着重阐述以下颌切牙位置为口腔正畸诊断分析与矫治设计的出发点，是因为下颌是可变的，在一定程度上是可以人为控制的。把相对难于理解和控制的下颌（下颌颌位，下颌切牙口腔正畸的局限性等）作为诊断分析与矫治设计的抓手，那么其他问题也就容易解决得多了。因此，判断是以上颌切牙还是下颌的切牙为基准也就显得非常重要了。判断上下颌切牙空间位置的正常与否还要兼顾骨骼型、牙型和面型三者之间的关系。

在判断上颌切牙空间位置正常与否时，通常要考虑以下几方面：①患者自然头位；②上颌切牙"植立"于牙槽基骨之中，也就是骨骼型决定牙型；③切牙具有一定的唇向倾斜度；④切牙唇面垂直于真性水平面或略微唇倾少许（6°以内为宜）；⑤切牙的舌侧边缘嵴具有一定的形态和倾斜度；⑥颧颊线呈正常的弧形；⑦鼻唇角适中；⑧上唇突点位于过鼻下点之自然铅垂线前方少许；⑨上唇下缘位于中切牙切缘之上 3mm 左右；⑩上唇要覆盖在上颌切牙的唇面，上唇自然舒展不外翻，上唇无短缩等。

（二）OPS 的基本原理

路漫漫其修远兮，吾将上下而求索。口腔正畸之路该如何走？又如何能够走出口腔正畸的"迷宫"（图 1-14）？千人千面，个体颅颌面存在的口腔正畸问题也纷繁复杂，确定一个明确的路线图就显得非常重要！

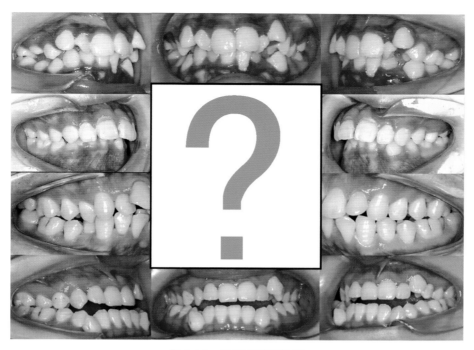

图 1-14　口腔正畸"迷宫"

我们在做口腔正畸治疗时，一定要有一个明晰的路线图，这个路线图就是"目标引导的口腔正畸治疗"。Roth 口腔正畸理念给予"目标引导的口腔正畸治疗"明确的定义。IPDO 矫治技术遵循"五点原则——科学、医学、艺术、研究和真理"（图 1-15～图 1-21）。

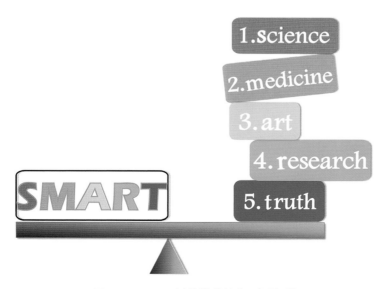

图 1-15　IPDO 矫治技术的"五点原则"

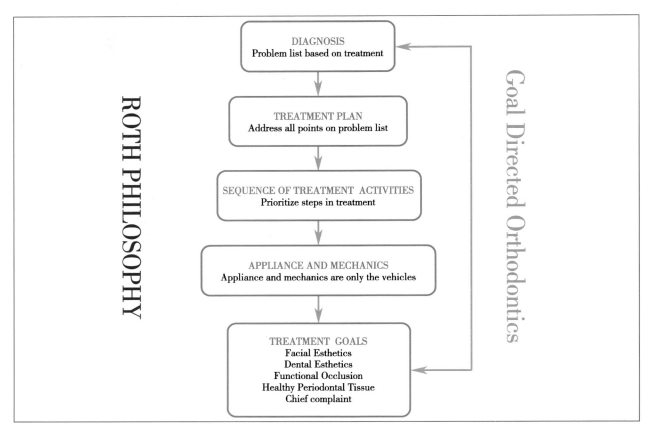

图 1-16　目标引导口腔正畸治疗的流程

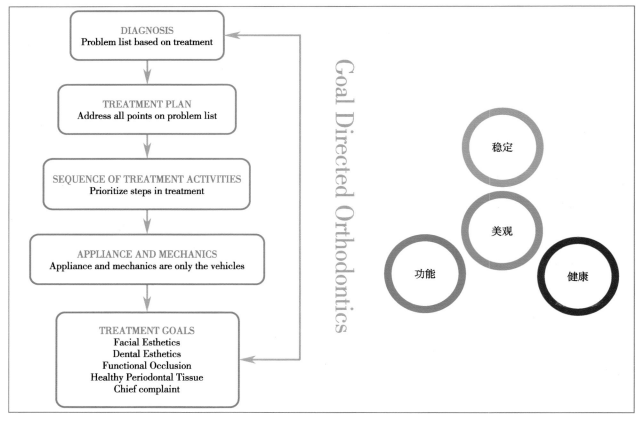

图 1-17　口腔正畸治疗的目标

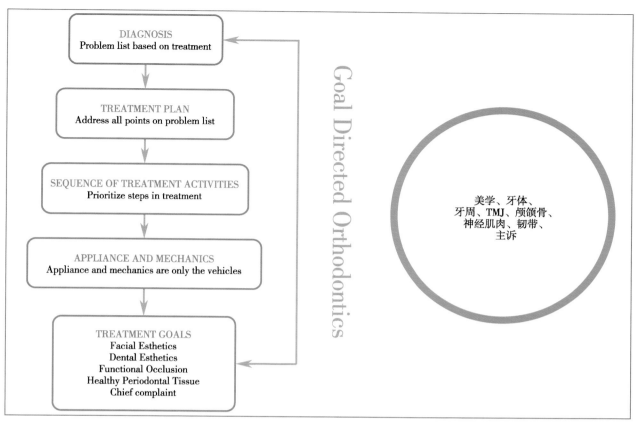

图 1-18 诊断要点

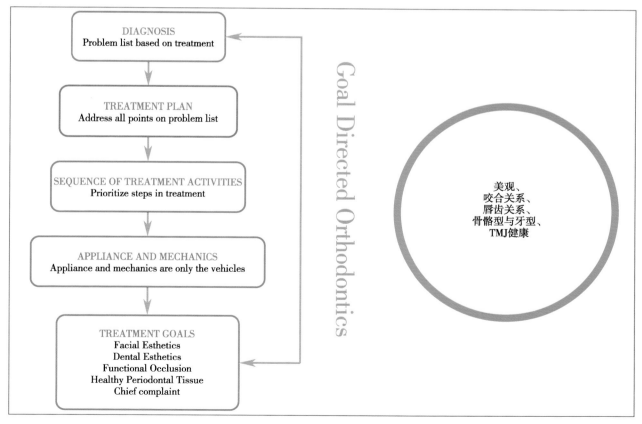

图 1-19 治疗计划的制订

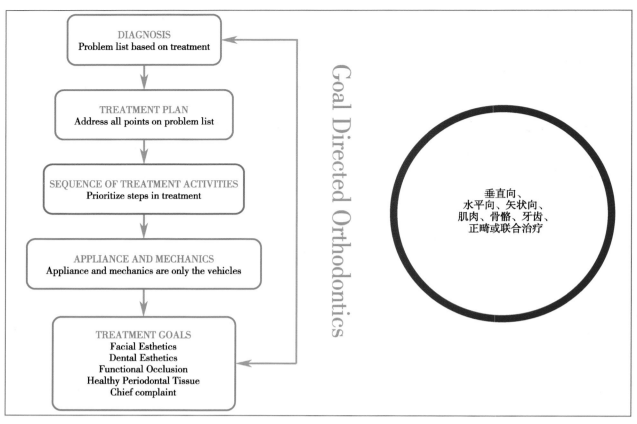

图 1-20　治疗机制的选择

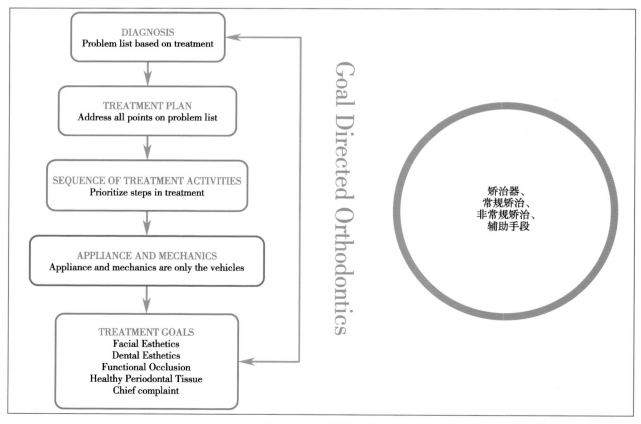

图 1-21　矫治器的选择

　　我们在完成口腔正畸治疗时，要不断参悟口腔正畸的思想与技术，其中精要虽然难于解悟，但是如何才能恰到好处地探索其中的奥妙呢？目标引导的口腔正畸治疗给我们指明了方向。

　　目前口腔正畸的目标应该是 IFACE（图 1-22）。所谓个体化，是指自然界的进化与变异赋予了患者不同的生长型、骨骼型、面型、牙型，具有必然性和偶然性，因此在口腔正畸的诊断分析与治疗过程中，必须具体病例具体分析，不可生搬硬套某种分析方法或者某种矫治技术，也要避免绝对的量化思维等；所谓功能，是指通过口腔正畸治疗，使得颅颌系统最大限度地达到生理功能状态，并且功能稳定而不复发；所谓美观，是指在符合大众审美的前提下，与个体化形成最大化的统一，美或信手拈来、或可欲不可得，但美一直是我们追求的目标。常言道，美决定口腔正畸、决定正颌、决定治疗计划，但是，美只是我们努力的方向。

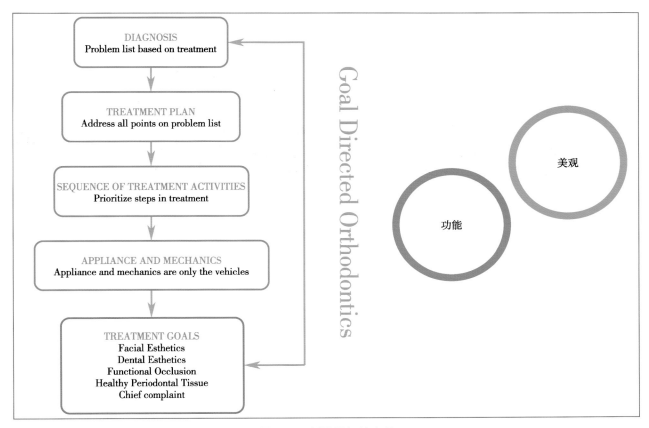

图 1-22　矫治目标的实现

　　口腔正畸治疗的目标不仅是具体的，而且是有限界的。任何诊断分析，都应该服从于口腔正畸治疗技术的局限性和机体的局限性，因此，诊断分析与临床控制应该是相辅相成、相互统一的。

　　在治疗目标的引导下，我们的口腔正畸从何处开始又到哪里结束呢？不少口腔正畸学者均强调过下颌切牙的重要性，因此，尝试着从下颌切牙入手是一个可选项，从而将下颌切牙的最佳位置作为 OPS 的起点。

　　对于 MdIP 需要考虑以下几点：

　　1. MdIP 正确的前提在于下颌骨位置的稳定，即所谓"正中关系位"与"牙尖交错位"相一致。

　　2. 下颌骨的生长发育　下颌切牙与下颌骨的关系犹如"在水之舟"，水流则舟移。不同的下颌骨生长型和生长量，以及下颌骨的旋转运动均可影响下颌切牙的空间位置。

3. 下颌切牙与基骨的关系（图 1-23）　编者认为，所谓的基骨，就是牙槽骨的基座，而不是单纯意义上的上下牙槽座点 A、B 点，有时下颌切牙浮于基骨之中；有时插在基骨之中；有时又从基骨中部分脱出，而且也不能一味地认为包绕牙根的骨都是牙槽骨，只有包绕牙根又具改建功能的骨才是牙槽骨。故书中谈及的基骨并非是可改建之牙槽骨，而是下颌骨联合在头颅侧位片上的投射影像。下颌切牙与基骨的关系关乎到口腔正畸治疗后长期稳定性的问题，良好的下颌切牙与基骨间的关系应该是下颌切牙"植立"于牙槽基骨之中，其四周均应有骨质包绕，其方向顺基骨之势而为。下颌切牙"漂浮"在基骨上方或在一定程度上"移出"基骨之外都很难保证下颌切牙位置的长期稳定性以及牙周组织的健康。

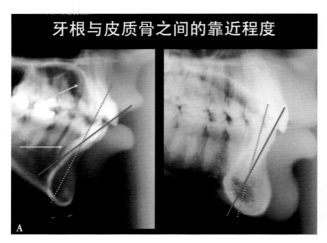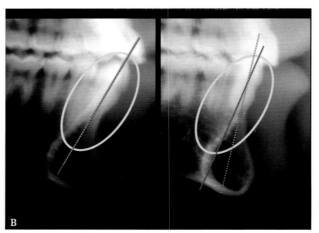

图 1-23　下颌切牙与基骨的关系
A. 牙根与皮质骨之间的靠近程度　B. 牙体长轴与基骨之间的关系

4. 上下颌切牙须形成良好的咬合关系和力学架构（图 1-24）。

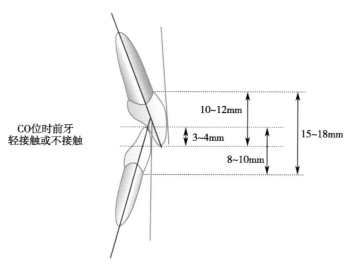

图 1-24　上下颌切牙形成良好的咬合关系和力学架构

5. 下颌牙列的拥挤度，尤其是下颌前牙段的拥挤度也是影响下颌切牙位置的重要因素。如果拥挤度较大，则诊断设计时需考虑下颌牙弓拔除某些牙齿，以防止牙列排齐时把下颌切牙挤到不利位置。

6. 下颌较陡的 Spee 曲线需要在口腔正畸过程中部分整平，整平 Spee 曲线往往需要唇倾或压低下颌切牙，进而影响下颌切牙的位置。

7. 纠正 V 字形牙弓或者舌向近中倾斜的下颌侧方牙时，也会影响下颌切牙的位置。

在治疗目标的引导下，值得强调的是，下颌骨的最佳位置和生长发育对下颌切牙空间位置的影响，具体就涉及 TMJ 和生长发育预测的问题。

一旦确定了下颌切牙的位置，当下颌前牙区牙列排齐后，下颌尖牙的位置就随之而定，按照功能𬌗的理念，就可进一步确定上颌尖牙的位置，进而确定上颌切牙的位置，下颌切牙又确定了上颌切牙的位置，以此形成一个环路。

当下颌切牙位置一旦确定时，就意味着上颌切牙需要与其建立正常的咬合关系和良好的力学架构，如果达不成，就尝试着可否旋转下颌；若此路已断，那么就应该适当唇倾或舌向倾斜下颌切牙，使上颌切牙与其建立相对良好的咬合关系；若下颌切牙唇、舌向倾斜超过限界，则不可为之，而应选择正颌手术。

不可超出限界来移动上颌切牙以适应下颌切牙的位置。一旦上下颌切牙的位置确定了，也就意味着上下颌切牙赖以生存的牙槽骨和基骨位置确定了，那么面下 1/3 的侧貌也就随之确定了。在整个矫治过程中要试图建立良好的唇齿关系，这是追求口腔正畸美学的前提。

五、口腔正畸与颞下颌关节

将口腔正畸与 TMJ 完全分割开来是不现实的，也是不正确的。改变牙齿和颌骨的位置、改变附着在颌骨上的肌肉和韧带的状态，就一定会影响到 TMJ 的状况。流水不腐，户枢不蠹，如何保证户枢不蠹呢？户是整个门，分成门板、门框、门轴以及控制门开启的人。如果想让整扇门行使良好的功能，那就要门板、门框和门轴尽可能的完整，门板要尽可能地做正确的运动，这时作为门轴的枢就不会虫蛀腐烂。

髁突相当于"枢"，即门的转轴，故称为"门轴"；整个下颌骨及其上的牙齿相当于"门板"；上颌骨、上颌牙构成"门框"；关节窝和关节结节就是置放门轴的窝，称为"门轴窝"；关节盘就相当于"门轴"和"门轴窝"之间的润滑油。

髁突如果发生退行性变、特发性吸收、骨折等问题，就相当于门轴腐烂了，那么整扇门板就会倒掉，就会表现为下颌后下旋转、面下 1/3 距离增大、前牙咬合变浅甚至出现开𬌗等；如果门轴还完好，只是门板坏掉一部分，那么还是可以遮挡一些风雨，即只是下颌骨及其上的牙齿出现了问题；如果作为润滑油的关节盘出现了问题，在开闭门的时候，门就会嘎吱嘎吱地响，临床上表现为关节的各种响声（弹响、摩擦音、捻发音等），这时，不论是门轴还是门轴窝都会磨耗并发生形态改变；上颌骨及其上的牙齿就相当于门框，这个门框如果不稳，也会影响门板的稳定性；附着在整个门上的神经、肌肉、韧带，以及控制门开闭的神经中枢也是整个门的重要组成部分。

TMJ 是整个门的核心，在整个门行使功能时扮演着重要角色。口腔正畸改变了颌骨、牙齿、肌肉、韧带，以及神经反射弧，怎么能不影响到 TMJ 呢？怎么能将口腔正畸与 TMJ 分割开来呢？我们可以不将 TMJ 作为重要的关注点或者过分关注，但现实是我们不得不关注这个重要的结构！

流水不腐，所谓的流水就是我们的口腔正畸理念和思想，理念要更新，思想要活跃，这对于每一位口腔正畸医师来说都至关重要。通常在各种矫治技术诞生或派生出来的时候，尤其是各种直丝弓矫治技术诞生时，人们都会给托槽赋予不同的数据，也会衍生出 MBT、Andrews、Damon、OPA-K 等各种直丝弓矫治技术，希望尽可能地保持弓丝平直来简化矫治机制，但是千人千面，每个个体的口腔状况各异，如果一味地用平直弓丝是无法适应各种情况和变化的。此时，人们就会尝试着改变弓丝，如在弓丝上弯制各种矫治弹簧曲来达到控制牙齿的目的（图 1-25）。利用各种手段对上下颌切牙进行转矩控制是口腔正畸矫治的关键点之一。

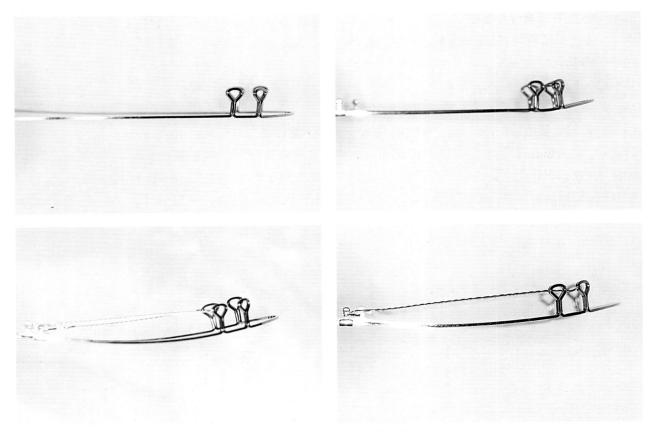

图 1-25　不同弓丝弯制与前牙转矩

　　人们一直都在尝试着改变,改变是永恒的主题,但改变的核心是观念和思想! 如此一来,人们又何必抱残守缺和故步自封呢? 又何必把条条框框强加给口腔正畸与关节呢? 为何不让其和睦共处呢? 我们的口腔正畸思想应该秉持"拿来主义"和"扬弃"!

六、口腔正畸的限界

　　近年来,"口腔正畸的限界在哪儿?"一直是"IPDO 矫治技术"思考的问题之一。我们可以泛泛地讲,口腔正畸不要超出机体的生理限度就是我们的限界,可是具体该如何定义呢?

　　Alexander 矫治技术明确指出不要唇倾下颌切牙;Tweed 矫治技术认为下颌切牙要直立,即切牙长轴要与下颌平面(MP)成一定的角度;Roth 矫治技术认为下颌切牙要处于稳定的空间位置。凡此种种,但究竟下颌切牙应该处于一个什么样的位置才能更符合生理学要求呢?

　　IPDO 矫治技术认为,下颌切牙应该"植立"于牙槽基骨之中,应该同上颌切牙建立良好的咬合关系和力学架构。在未进行过口腔正畸治疗的人群中,部分个体存在下颌切牙牙根暴露于牙槽骨外的情形,这类个体的牙龈附着不够稳定,会发生超过正常速率的萎缩问题。这类个体的问题是先天就存在的,通常认为不是个大问题。然而这类个体如果进行口腔正畸治疗,而且还希望下颌切牙有一个较多的移动或者代偿性移动,那么又将会发生什么情况就不难想象了。另外一种情况是,如果个体在口腔正畸治疗之前牙槽骨还包绕着牙根,但是在矫治之后发现牙根暴露于牙槽骨之外,作为医师又该做何感想呢,不应该反思吗? 如果我们不认为这是个问题,那么我们又应该如何向患者解释这种现象呢? 患者会接受我们所谓的合理解释吗?

　　在口腔正畸矫治过程中经常会发生牙根吸收的问题,而且发生在下颌切牙的概率又较高,发生牙根吸收的一个重要原因是牙根抵在皮质骨上，或者抵在皮质骨上又做了移动。其根本原因是包绕牙根的骨量通常较少，尤其是高角型Ⅱ类错𬌗畸形的患者，由于下颌后缩或者发育不足，牙齿为了代偿这种不调，通常会自我调整努力地向前上生长，临床上表现为下颌切牙、附着其上的牙槽骨、基骨，甚至颏联合部整体变高，下颌体部表现为明显的三角形（图 1-26）。这种牙型及骨骼型可以形象地描述为"拔丝地瓜"貌。这类患者，包绕下颌切牙的牙槽骨非常薄弱，而且通常表现为下颌切牙的唇向倾斜：①下颌切牙相对于颏联合部的骨骼型唇向倾斜；②下颌切牙随着下颌后下旋转而唇向倾斜；③两者的复合型。如果是第一种情况，这类患者在排齐下颌切牙时，通常在原位排齐并将其"植立"于牙槽基骨之中即可；如果是第二种情况，要试图让下颌骨发生逆时针旋转，以使下颌切牙同上颌切牙建立起正常的咬合关系和良好的力学架构；如果是第三种情况，下颌切牙在"植立"于牙槽基骨之中的同时，还要谋得下颌骨的逆时针旋转。一旦我们确定了下颌切牙的正确空间位置，那么上颌切牙就要与其建立正常的咬合关系和良好的力学架构。下颌切牙相对于骨骼可移动的空间有限，这就是口腔正畸的限界之一。

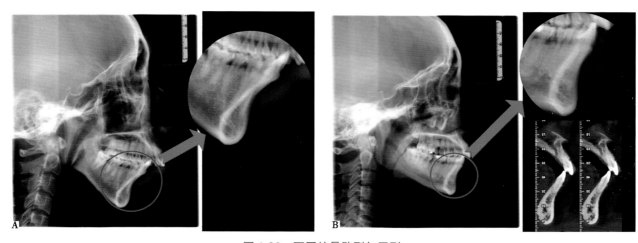

图 1-26　不同的骨骼型与牙型
A. 牙槽骨厚度薄　B. 牙齿植入牙槽骨

　　口腔正畸的限界之二是 TMJ，因为关节的改变会直接影响到下颌的形态、大小、位置、对称性以及咬合运动。同时髁突、关节盘、关节结节以及韧带和肌肉都容易发生适应性改变，而且这种适应性改变是负能量的。我们不可能期望通过口腔正畸治疗大幅度地改变下颌的位置或者髁突发生大范围的实质性改建。有些个体不明原因性地发生髁突的特发性、持续性吸收，如果是发生于均角型或者高角型Ⅱ类错𬌗患者，临床上常表现为患者咬合变浅，甚至出现开𬌗，下颌会发生顺时针旋转，骨骼型表现为更加偏Ⅱ类倾向，这一系列改变都会增加矫治的难度。

　　当然，通过口腔正畸治疗去除原有的"肌肉记忆型"或者说"肌肉去程序化"来使肌肉适应新的颌位和咬合也是一个长期的过程。此为口腔正畸的限界之三。就因为这种适应过程缓慢，有些患者才在"肌肉旧势力"的作用下导致颌位及咬合关系的复发。

第四节　IPDO 矫治技术的口腔正畸流程

　　患者就诊时，医师首先要听其主诉，同时做相关检查，基于口腔正畸目标查找问题点，针对每一个问题点给出解决方案，解决方案包括矫治程序、选择矫治机制和矫治器，最后就是医师如何做好矫治过程中的有效控制（图 1-27）。

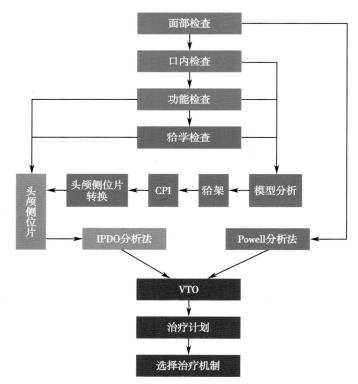

图 1-27　IPDO 矫治技术的口腔正畸流程
CPI: condyle position index，髁突位置指数

（兰泽栋）

第二章

IPDO 矫治技术的检查与分析

第一节 面 部 检 查

面部检查除了常规项目外，IPDO 矫治技术还关注个体的以下几方面：

一、面部对称性

如果个体面部不对称，其意味着可能存在以下几种原因：遗传性面部不对称；先天的面部不对称，如子宫内环境，产道挤压等问题；后天因素造成的面部不对称，如不良习惯、外伤等。其中因不良习惯和外伤等后天因素引起的面部不对称尤其值得关注。如果个体存在因偏侧咀嚼、偏侧睡眠、托腮等不良习惯所致的面部不对称，就意味着个体双侧的面部肌肉存在形态、大小乃至结构的不对称，也存在肌力的不对称，从而个体的下颌运动也会相应地偏斜，在肌力及下颌运动等诸多因素的诱导下，颞下颌关节的结构，尤其是髁突、关节窝和关节结节也会发生适应性改建，最终出现左右关节形态、大小、结构、对称性乃至下颌运动的改变，有些是功能性的，有些是器质性的。在此提出这样的观点只是提示说明，面部不对称不仅仅是表象，其有更深的实质性内涵。

当个体的面部出现不对称时，还应该关注其下颌是否受过外伤，通常要检查颏部有无瘢痕或者牙齿是否有外伤等，如果个体在生长发育期颏部受过外伤，其髁突在外力作用下，生长的局部环境就可能发生变化（如异常应力刺激），这种生长环境的改变就可能造成髁突的生长发育异常，最终表现为下颌骨发育左右不对称，临床表现为面部的不对称。

如果发现个体在生长发育期出现面部的不对称，那么随着个体的生长发育，就会出现"歪者恒歪"的现象，即面部的不对称畸形会越来越严重。

二、面高与面宽的比例

在正面像上（图 2-1），测量双侧颧弓点距离与双侧下颌角点距离，并计算两者比值，通常为 1.3 : 1。

三、面中份与面下份的比例

通常面中份和面下份距离的比值为 1 : 1。就男性而言，其面下份距离可以稍稍大于面中份距离，而女性面下份距离可以稍稍小于面中份距离。面下份又可分成三等份，即上唇长度基本是下唇长度的 1/2（图 2-2）。

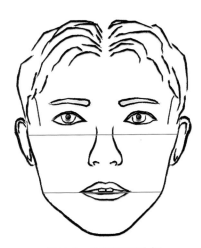

图 2-1 面部宽度分析

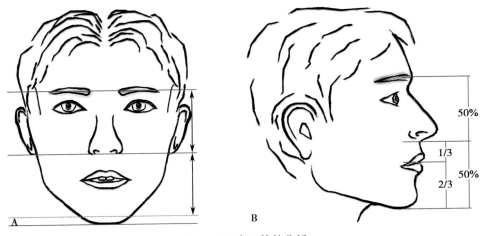

图 2-2　面高三等份分析

四、上唇与下唇的比例

不论是面中份与面下份距离的比值，还是面下份中上唇与下唇长度的比值，均会受患者拍摄体位的影响。如果个体拍摄时处于下颌姿势位（MPP），由于上下颌牙齿没有咬合在一起，所以此时测得的比值会发生相应的变化。在 ICP 和 MPP 下所拍摄的唇部状态也是不一致的。

五、面下 1/3 与颏颈线长度的比例

通常情况下，颏颈线与面下 1/3 长度的比值通常为 0.8∶1，此时面部侧貌看起来比较有纵深感（图 2-3）。如果颏颈线过短，给人的感觉是下颌贴在了脖子上，口腔正畸学术语描述为小下颌或者下颌后缩。如果期望下颌颏部位置前移，通常可以通过以下手段获得：①下颌的生长；②逆时针旋转下颌；③前徙下颌。

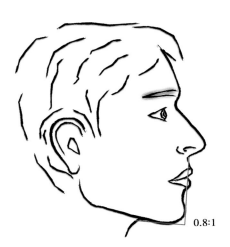

图 2-3　颏颈线与面下 1/3 长度的比例

六、颧颊线状态

颧颊线是个体侧位或者侧斜位时，以颧弓轮廓作为起点，经过颧骨体，顺着颊部软组织向鼻唇沟勾画出的一条弧线（图 2-4）。如果个体面中份发育正常，那么这条弧线具有丰满的弧度；如果个体面中份发育不足，则这条弧线从颧骨体部往下是比较平直的，甚至是凹陷的。面中份严重发育不足的个体，此处甚至是不连续的。

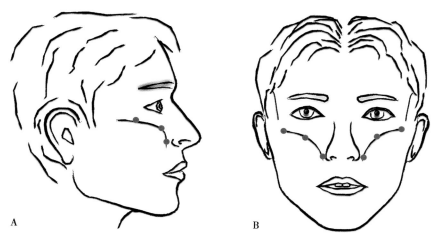

图 2-4 颧颊线状态分析

七、唇的状态

（一）唇的状态

唇的状态包括唇的厚度、是否外翻、唇缘线走行、唇肌紧张度等。

唇的状态对评估口腔正畸改变面型的程度具有一定的参考作用。如果个体因为唇部过于丰厚，那么即使内收并直立了上颌切牙，其唇形和笑线的改善也是有限的。上唇短缩、外翻者，其上唇唇缘线通常呈向上的弓形，这类患者的上颌切牙通常是唇向倾斜的，可以期望直立并内收切牙来较多地改善唇形和笑线。唇肌紧张度对上下颌切牙唇侧骨板厚度以及牙根突度的影响还有待进一步评估。

（二）鼻唇角

通常认为，如果头部呈自然头位，以真性水平线为参考平面，以鼻下点（Sn）为起点，沿着鼻小柱和人中做两条放射线，两者的成角为 110° 较适宜（图 2-5）。实际上，在临床工作中，单纯以一个数值来界定鼻唇侧貌是不适宜的。有的个体，鼻子尖尖的、瘦削且朝着前下方，此时的鼻唇角通常偏小；如果鼻尖钝圆、肥厚且朝着前上方，此时的鼻唇角偏大；有的个体鼻尖"精巧"，既不过分朝上也不过分朝下，此时的鼻唇角通常在 90°～110°。这些鼻唇状态会对我们的矫治设计产生影响。但是有一点必须明确，那就是人中线不要过于直立和唇倾，至于到底是何种状态为佳？这也就给口腔正畸赋予了不确定性和乐趣。

（三）人中走行

人中要有一定的曲度，年轻人的唇缘上翘（图 2-6）。

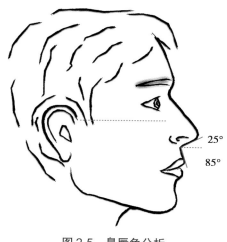

图 2-5 鼻唇角分析

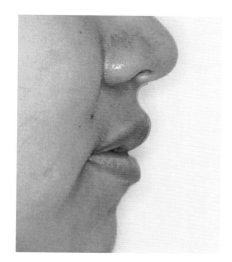

图 2-6 人中走行分析

（四）唇齿关系

就年轻个体而言，所谓的正常笑线，通常是指个体唇部放松时，上颌切牙的切缘暴露在唇缘线下2～3mm。笑线具有增龄性改变的特点。

所谓正常的唇齿关系如图2-7所示，通常应该上唇覆盖在上颌切牙的唇面，下唇覆盖在上颌切牙唇面切1/3左右，下颌切牙的切缘与下唇缘平齐，上下唇自然分开1～3mm或者轻轻闭拢。

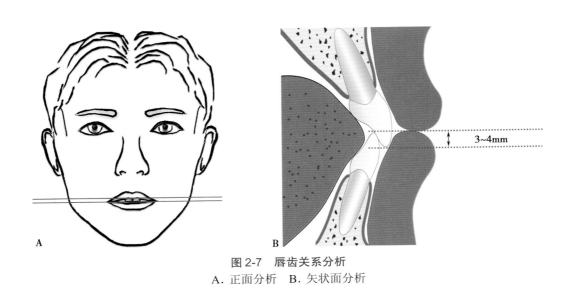

图2-7　唇齿关系分析
A. 正面分析　B. 矢状面分析

八、面型

这里所说的面型通常是指个体是宽面型（国字脸）还是窄面型（刀削脸），是高角型还是低角型，抑或均角型。不论是反𬌗的"兜齿"，还是"大哨牙"的小下颌，都存在高角还是低角的问题。

有学者认为高角型病例的升颌肌群肌力弱，低角型病例的升颌肌群肌力强，通常可以这么说，但也不尽然，如果发现患者上颌前突、下颌后缩、下颌升支短、角前切迹明显、咬肌隆起等情况时，这就预示着该患者的肌力很可能较强，也意味着异常的肌力对下颌的颌位和髁突的位置产生了影响，患者也可能出现关节的问题，更给医师造成困惑的是，有些患者还可能存在髁突的特发性、持续性吸收。一旦发生这类问题，也就意味着患者的凸面型倾向和Ⅱ类错𬌗畸形会愈发严重，严重者会伴有开𬌗的出现。这类患者希望颌的逆时针旋转，及时与颞下颌关节科医师沟通等则变得十分重要。

宽面型（国字脸）或者低角型病例的升颌肌群肌力通常也较强，有学者认为这类患者的口腔正畸牙移动较困难，有时也建议不能轻易拔牙矫治，但是某些患者如果不拔牙矫治则难达成矫治目标，故不得已而拔之，一旦选择拔牙矫治，该如何关闭拔牙间隙则由医师制订方案。这类患者通常咬合较深，下颌的矢状向发育也比较充足，打开咬合是一个难题。如果患者表现为宽面型或者低角型，往往需要下颌的少许顺时针旋转，此时如果通过各种形式的平面导板来打开咬合，效果较好，同时也可部分改变异常的肌力，有时也可促进移位的关节复位，在戴用平面导板的同时来整平排齐下颌牙列，并关闭拔牙间隙是可取的。这类患者通常建议将下颌第二磨牙纳入矫治系统。

人们通常说面型决定口腔正畸、面型决定正颌、面型决定治疗计划、面型决定我们的努力方向，一言以蔽之，面型非常重要！这就需要我们从美学的角度评估面型，评估它的优缺点，看如何改变缺点。如果评估后认为上唇过于前突、鼻唇角和唇的状态不理想（如上唇短缩外翻、人中短、唇因外翻而增生增厚等），并且单纯是由于上颌切牙唇倾所致，故直立和（或）内收上颌切牙，并适当做垂直向控制是这类患者矫治的利器。上颌切牙唇倾并伴有上颌骨前突，或者上颌切牙唇倾不明显但又有较严重的上颌骨前突，那么这类患者只有采取正颌手段予以治疗才能有较大的面型改善。

人们通常在评估面型时比较关注下颌前突或者后缩，实际上，评估上颌是否前突或者后缩也非常重要，它与矫治计划的制订关系密切，如通过颧颊线、鼻唇角或者其他方法分析明确上颌骨发育不足（矢状向），此类患者既可以表现为凸面型也可以表现为凹面型。如果发现上颌后缩就多关注上颌；如果发现上颌前突就多关注下颌。

第二节　口　腔　检　查

口腔检查除了常规检查项目外，还应该关注以下几方面：

一、牙体检查

牙体检查包括牙齿有无磨耗、隐裂、楔状缺损、牙颈部粗糙化（图 2-8）；牙齿的形态、大小以及空间位置；牙齿相对于同颌颌骨的位置等。

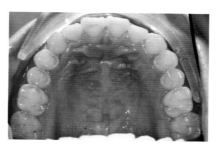

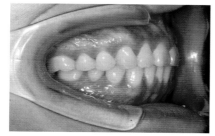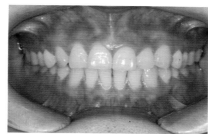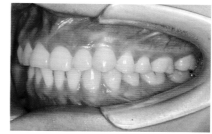

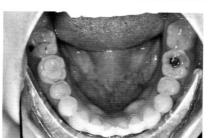

图 2-8　牙体检查显示后牙𬌗面磨耗明显

二、牙周检查

牙龈有无红肿、退缩或者增生，是局部表现，还是全口表现。如果是局部表现，可能意味着该牙齿存在咬合干扰或者承受的咬合力过大，也可能意味着关节的伴生问题；如果是全口表现，患者可能存在牙龈炎或者牙周病。

在做牙周检查时，还应该关注到患者的牙槽骨状态，也就是通常所说的骨骼型，需要去观察包绕牙根的牙槽骨是否薄弱或者丰厚，是塌陷还是膨隆。对于上颌骨而言，如果患者前颌骨之前庭区的牙槽骨比较丰厚膨隆，则通常意味着上颌骨骨性前突，很多患者的切牙唇向倾斜不明显，这类患者的上唇整体性前突，如果想要通过拔牙并内收切牙来改善侧貌，其矫治效果堪忧；如果患者前颌骨之前庭区的牙槽骨比较薄弱塌陷，其切牙通常比较唇倾，上唇时常表现为短缩外翻，也就是俗称的"大哨牙"，如果通过拔牙内收并直立上颌切牙，则面型改善通常较理想，可给予较高的期望值。

如果是为了治疗牙周病而矫治牙齿，则往往可以行之，因为患者的牙周状况可能已无可救药，而通过口腔正畸，则患者能坦然处之，换言之，患者的诉求虽然急迫，但是期望值并不高，这类患者是医者愿意为之施治的；如果牙周病患者是为了美观而矫治，则慎行之，此时要考虑到患者的心理状态和心理诉求。

三、口腔功能检查

所谓的口腔功能，通常是指吞咽、咀嚼、发音和呼吸等。除此之外，还应该关注患者的通气状况，如扁桃体和腺样体的问题；患者是否肥胖；是否患有阻塞性鼻炎；是否患有阻塞性睡眠呼吸暂停低通气综合征等。发音是否正常；是否有舌系带过短现象；是否有低位舌或者存在低位舌语音；是否存在婴儿型吞咽。

四、颞下颌关节检查

颞下颌关节检查项目通常包括肌肉检查、开口型、弹响、开口度及颌位检查等（图2-9）。

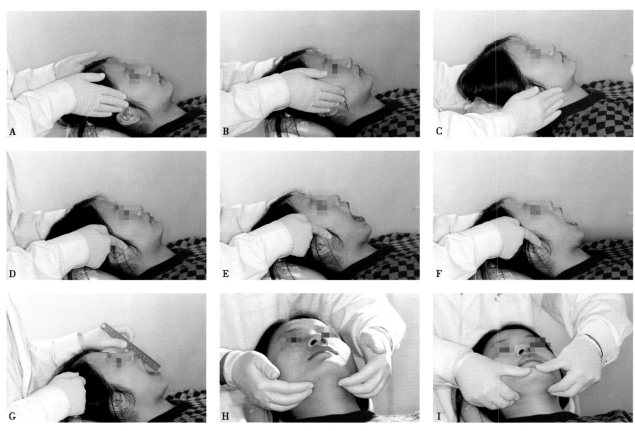

图2-9   颞下颌关节检查
A～C. 检查肌肉   D、E. 检查髁突的动度及弹响   F. 特别注意开口末，双板区是否疼痛   G. 开口度检查   H、I. CRP检查

五、咬合功能检查

咬合功能检查通常是指与咬合功能运动和颞下颌关节有关的检查，如切导、髁导、尖牙诱导及保护、后牙保护前牙、前牙保护后牙和前后牙的交互保护等。

应该特别关注咬合即刻分离的问题。所谓咬合即刻分离，是指不论下颌做前伸还是侧方运动，要求后牙都能够即刻分离，即没有后牙的咬合干扰。图 2-10 所示为咬合功能障碍患者的口内像。

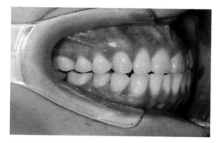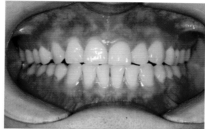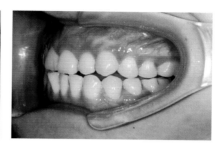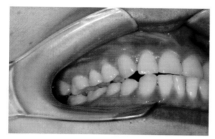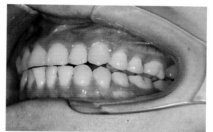

图 2-10　前伸殆检查

个体是一步到位的"杵臼式"咀嚼，还是滑动式咀嚼在功能咬合评价中也非常重要。一步到位的"杵臼式"咀嚼较佳。另外，还要检查开口度、开口型、髁突动度，关节是否有弹响、摩擦音、捻发音，是否有关节痛和颌面部肌肉痛等。

在谈及咬合功能检查时，还应该关注牙体、牙周组织的情况，因为它们一旦出现了问题，在某种程度上可以反向推测出患者的咬合功能也可能出现了问题。

当然，还有一些特殊的检查可以确认患者是否存在咬合功能问题，如给患者的牙模上全解剖式功能性殆架，可以做肌电和咬合运动检查，也可以做咬合音及关节音检查等。

六、手持模型检查

模型检查分为手持模型检查和功能模型检查两种。通常，我们已经习惯于对患者的模型在最大牙尖接触位时的咬合状况进行分析，而这种方法只是对一个静态的咬合状况进行了分类描述，而没有考虑到患者下颌在运动或者移位时的咬合情况。患者的习惯性颌位并不能反映出患者的真实咬合状况。因此，我们在临床中发现患者存在颌位问题时，需对患者的功能咬合进行检查分析。

（一）手持模型的常规分析

通过手持模型可以了解患者的错殆分类情况、覆殆和覆盖、个别牙齿错位、牙齿数目、形态和大小、牙长轴情况、上下颌牙弓宽度的协调性、牙弓曲线形状、上下颌牙弓曲线是否匹配、Spee 曲线、咬合平面情况、牙体是否健康、Bolton 指数是否协调、临床冠的大小、牙龈情况等（图 2-11）。

（二）手持模型的局限性

手持模型检查只是对一个静态的咬合状况进行了分类描述，而没有考虑到患者的下颌是运动的或者是移位的，患者的习惯性咬合位并不能反映出患者的真实咬合状况。换言之，手持模型不能模拟患者口腔的真实情况，尤其无法判断颌位，这时我们所看到的咬合关系往往是不真实的，如果基于此来制订矫治计划，诸如是否实施拔牙矫治以及拔哪一颗牙齿矫治就不可靠了。所以在某种程度上讲，"不要轻易相信手持模型！"因为它能提供给我们的信息有限。在确定上下颌咬合关系的问题上还是通过功能咬合模型来予以评估较为准确。

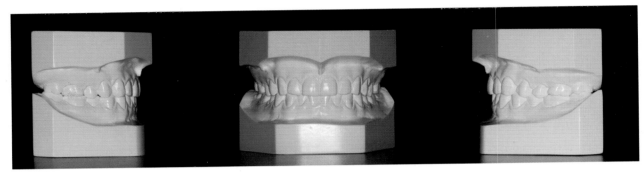

图 2-11   手持模型分析

七、功能模型检查

手持模型无法反映出牙颌的真实功能状态，只能对牙颌的状况做个简单的描述，无法准确判定上下颌真实的咬合关系。当患者存在双重咬合或者多重咬合时，如果让下颌就位于正中关系位，那么下颌的颌位往往更加偏向于远中，下颌也有后下旋转的趋势，以此推论，如果手持模型是中性关系，其本质上可能是远中关系，并且垂直向问题会更加严重。这也就是通常所说的"你永远不要相信在口腔内看到的东西"的指代意义。

所谓功能模型，是指该模型能够在一定程度上反映出牙颌的功能咬合状态（图 2-12）。

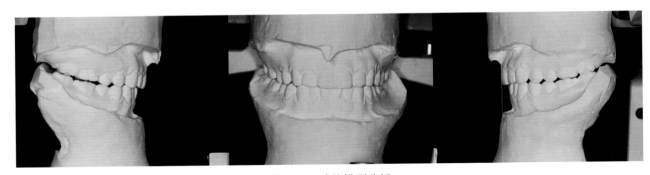

图 2-12   功能模型分析

我们在做口腔正畸治疗时，通常希望前牙区建立良好的咬合力学架构，即患者的前牙建立正常咬合关系。这里并不仅仅指具有正常的覆𬌗、覆盖关系，还包括上下颌前牙是否位于基骨之中和牙长轴以及牙冠唇面长轴的相互关系；侧方牙要建立一牙对二牙的关系；牙齿形态、大小及完整性正常；牙齿咬合要有较多的正中止点；要有正常的切牙诱导和尖牙保护；要能够前、后牙交互保护，即在下颌滑动时要能够形成咬合即刻分离，在后牙咬紧时，前牙轻接触或者稍微离开。但用手持模型很难对上述问题进行评估。

如果患者的牙体出现牙齿磨耗、楔状缺损、隐裂、牙颈部粗糙化的问题，就在某种程度上预示着患者的咬合系统存在咬合干扰，患者也可能有紧咬牙或者夜磨牙的问题；如果患者的咬合无法达到良好的尖窝嵌合，也预示着患者可能有𬌗干扰；如果患者的个别牙齿出现牙龈红肿、增生、退缩等问题，预示着患者局部咬合有干扰。当然，如果患者的牙周状况不佳，诸如牙齿松动、牙龈萎缩或者牙槽骨吸收，也预示着患者的咬合功能出了问题。凡此种种不一一列举，上述现象的产生，往往可预判患者的颌位出现了问题，通常表现为患者具有双重咬合或者多重咬合、髁突移位、神经肌肉运动不协调等。

（一）功能模型与 CPI

建立功能模型是需要通过面弓转移患者的正中关系（CR）至𬌗架（articulator）上来评定下颌的真实颌位，在新的颌位下确定上下颌咬合关系。通过测量功能模型的髁突位置指数（condly position index，CPI）来确定 CRP-ICP 的差异，再在此基础上对在牙尖交错位下拍摄的 X 线头影侧位片进行 CRP-ICP 转换（cephalometric conversion）。对经过转换后的 X 线头影侧位片进行测量分析才具一定的诊断意义。

（二）功能模型与 X 线头影测量转换

在经过 CRP-ICP 转换后的 X 线头影侧位片上进行 Ricketts、McNamara、Roth-Jarabak、Surgical Ceph、Powell 和 IPDO 分析后，即可做出矫治设计，同时也可以做出 VTO。

（三）VTO 与重叠区域

对 CRP-ICP 转换后的 X 线头影侧位片进行测量分析，同时进行 VTO。在进行 VTO 前，需要判断异常在上颌还是在下颌，或是双颌均异常。关于上颌切牙异常，还是下颌切牙异常的判定请见相关章节论述。

所谓的重叠区域就是在口腔正畸治疗中需要克服的问题所在。

第三节　IPDO 矫治技术的模型分析方法

在临床检查时，如果发现患者存在明显的颌位问题（图 2-13），就要进行功能模型分析。此时，因为患者的颌位可能存在明显的不确定性，若在这种状态下拍摄头颅侧位片进行诊断分析，所得到的诊断结果可能都是不准确的。

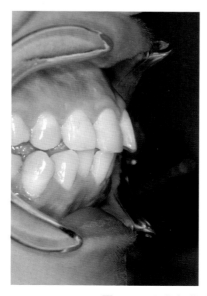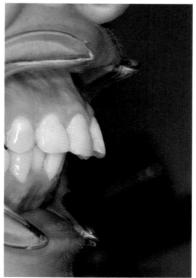

图 2-13　下颌颌位明显存在的不稳定性

一、准备工作

在制取功能模型前，需叮嘱患者下颌尽量放松，在医师引导下咬至第一颗牙齿接触即停止（图2-14）。当患者可以熟练进行咬合时，准备好临床所需的材料和器械。

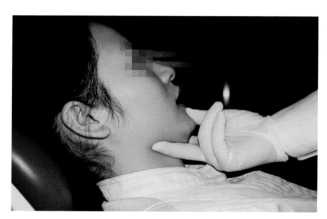

图2-14　下颌颌位检查

二、制取正中关系位的蜡𬌗记录

（一）制取前牙咬合关系的蜡𬌗记录

把Delar咬合记录蜡放置于温水中直到足够软，将折叠为3层厚的蜡片放置于上颌前牙区，引导下颌骨记录下颌切牙切嵴的位置，注意后牙区要求保持约3mm的距离（图2-15）。通常前牙区关系只记录切牙的咬合关系，不记录后牙关系。然后用气枪冷却Delar蜡，取出后置于冰水中，直至变硬后用来确定颌位。

（二）制取后牙咬合关系的蜡𬌗记录

以前牙咬合记录蜡作为制取后牙咬合关系的模板，以利于后牙咬合记录蜡的获得（图2-16）。一旦获得了前后牙的咬合记录蜡，也就获得了上下颌牙齿的咬合关系，这时通过咬合记录蜡和面弓就可以将上下颌模型转移到全解剖式𬌗架上，从而获得了CRP下功能模型的咬合关系。

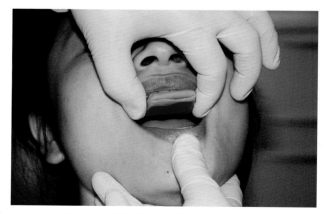

图2-15　制取前牙咬合关系的蜡𬌗记录

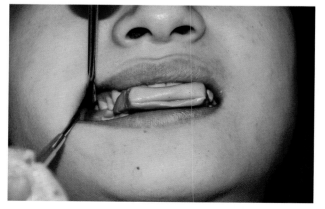

图2-16　制取后牙咬合关系的蜡𬌗记录

三、制取最大牙尖交错位的蜡𬌗记录

将红蜡加热至足够软，置于上下颌牙弓上，无需引导下颌，嘱患者咬穿蜡片，然后用气枪冷却，取出后置于冰水中，就获取了牙尖交错位的蜡𬌗记录。夹在中间的红蜡可以稳定牙尖交错位的上下颌模型，中间没有任何空隙，以咬合记录红蜡获得的上下颌关系模型就是手持模型，即上下颌模型在 ICP 下获得的咬合关系（图 2-17）。

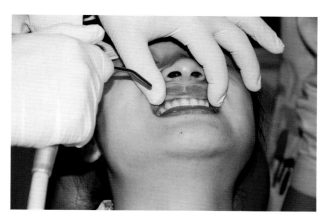

图 2-17　制取牙尖交错位的蜡𬌗记录

四、面弓转移正中关系

在𬌗叉两侧磨牙区及前牙区三点位置放置红色打样膏，记录上颌牙弓的咬合情况。加热打样膏，然后参照𬌗叉前面标志线，将其对准患者的中线（图 2-18A）。在这个位置记录上颌牙弓的咬合面，然后用气枪冷却，取出后置于冰水中。一旦打样膏硬固，用手术刀修整咬合记录打样膏，咬合面的印记不应该太深，且有必要检查上颌模型是否和𬌗叉上打样膏印模完全贴合（图 2-18B）。

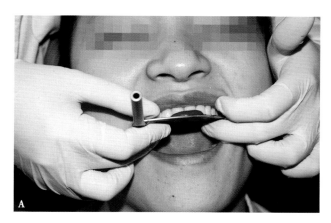
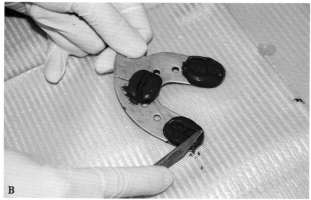

图 2-18　𬌗叉制作

A. 在𬌗叉两侧磨牙区及前牙区三点位置放置红色打样膏，记录上颌牙弓的咬合情况　B. 修整咬合印迹检查上颌模型是否和𬌗叉上打样膏印模完全贴合

将鼻托放置于鼻梁上，调整耳杆位于外耳道中，调整面弓中间的螺母横向固定，以及鼻托的螺母矢状向固定。面弓应固定好，且平行于眶耳平面（图2-19）。

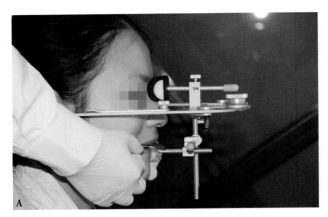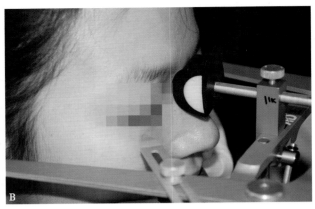

图2-19　面弓转移正中关系
A.调整面弓　B.固定面弓，平行于眶耳平面

在这个位置时，需要患者张口，以便放置𬌗叉及转移杆。放置转移杆以后，所有的部件之间的角度都应该正确无误。调整拧紧各部件，然后将转移杆移出口腔。松开中央螺母，拆卸面弓，然后移开鼻托。

五、上𬌗架

（一）上颌模型转移

将𬌗架各髁导斜度设置为45°，切导针高度调至绿线处，并锁紧。上述平均值用于𬌗架调整（图2-20）。

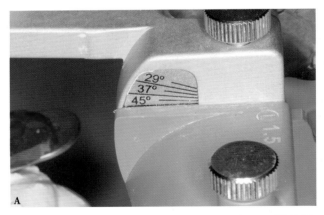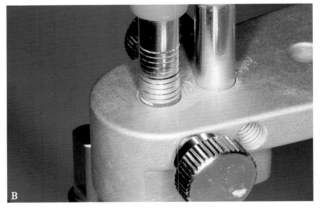

图2-20　𬌗架调整

将转移杆安置在切导盘处，𬌗叉下方用石膏支撑，防止放置上颌模型时𬌗叉下沉。将上颌模型放置在𬌗叉的打样膏印模上。关闭正中锁，防止上颌偏移。为了防止石膏膨胀影响结果的精确性，先在底板与上颌模型间放置少量石膏，待石膏凝固后，确认上颌模型与𬌗叉咬合关系及切导针位置未发生移位后，填补剩余石膏，完成上颌模型转移（图2-21）。

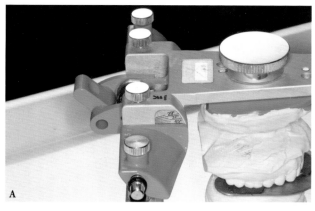 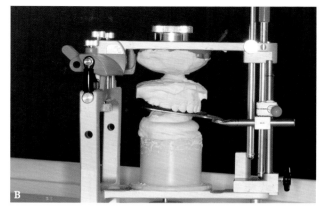

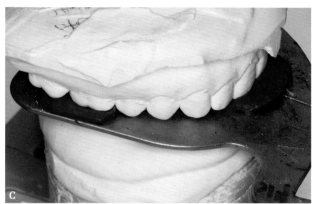 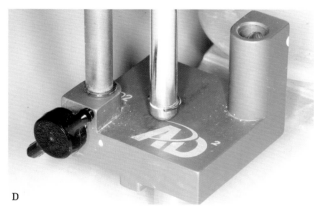

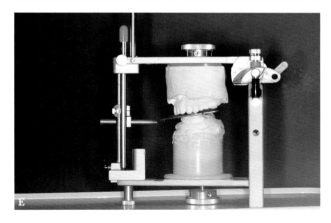

图 2-21　转移上颌模型
A. 关闭正中锁
B. 先放置少量石膏，防止膨胀
C. 检查𬌗叉与模型接触情况
D. 检查切导针与切导盘接触情况
E. 修整底座外形

（二）下颌模型转移

　　将切导针调至红线区，这个多出来的高度用来补偿前面放置蓝蜡的空间。把𬌗架的上颌部件放置在实验室金属基板部件上，将上颌模型朝向上方（图 2-22A、B）。上颌部件髁突外壳的侧孔，应该与𬌗架上部件的旋转中心相一致。调整支持杆以稳定上颌模型前牙区。

　　根据正中关系位的蜡𬌗（蓝蜡）记录将下颌模型转移到上颌模型上。下颌模型的后面用髁突来支撑，前面用切导针支撑，用石膏粘接固定下颌模型（图 2-22C、D）。

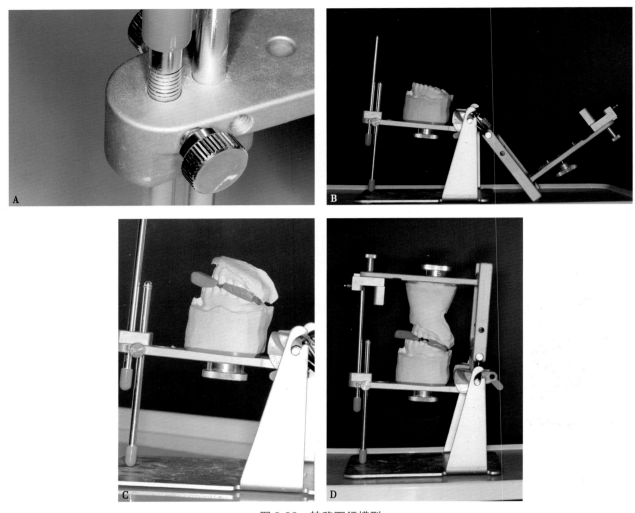

图 2-22　转移下颌模型

A. 调整切导针至红线位置　B. 把𬌗架的上颌部件放置在金属支撑架上,将上颌模型朝向上方　C、D. 根据正中关系位的蜡𬌗(蓝蜡)记录将下颌模型转移到上颌模型上,用石膏粘接固定下颌模型

此时,上下颌模型的咬合关系就通过正中关系位的髁突 / 关节窝确定好了。此时𬌗架上的模型就展现了 CRP 时上下颌的咬合关系(这是不可能在患者口内完成的),从而能够暴露出个体所存在的咬合问题。

六、咬合干扰点的检查

去掉 CRP 的蓝蜡,松开切导针固定螺母,在后牙区放置红色咬合纸,将上下颌模型轻轻接触,检测后牙的早接触点(图 2-23)。

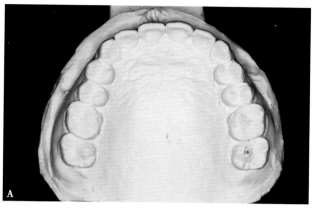
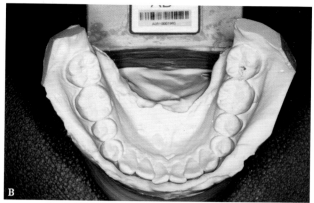

图 2-23　咬合干扰点的检查

七、髁突位置检测

在髁突移位测量仪(measure condyle displacement，MCD)上，按规定粘贴 MCD 网格表(图 2-24)。

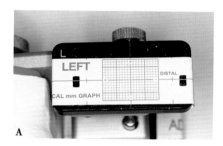
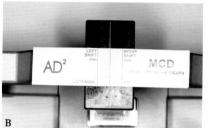
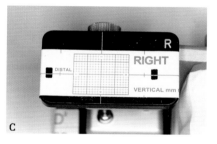

图 2-24　网格表的粘贴

注意不能将髁突横向移位网格表贴反，如图 2-25 所示。当下颌向左侧偏斜时，MCD 网格表记录为向右侧偏移，因此，髁突横向移位网格表上标有"left shift"侧应粘在 MCD 的右侧；反之，也一样。

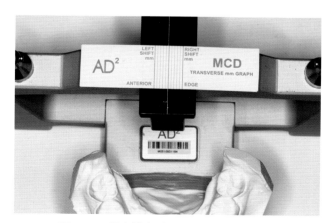

图 2-25　髁突横向移位网格表的正确粘贴

将上下颌模型取下，安装至 MCD 上。在 ICP 时，用红色咬合纸测得 CPI 指数；同样在 CRP 时，用蓝色咬合纸测得 CPI 指数(图 2-26)。

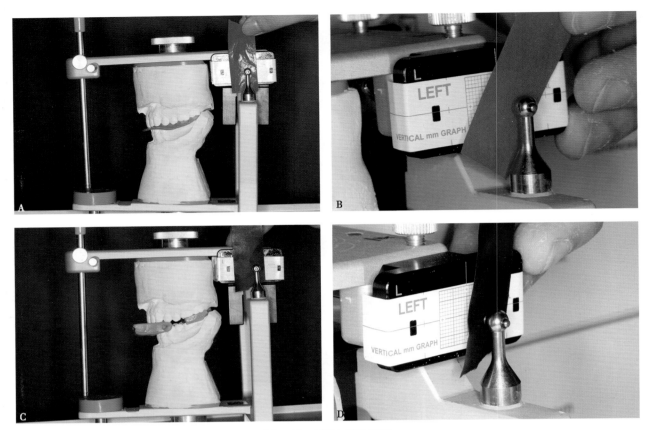

图 2-26　MCD 指数测量
A、B. ICP 时，用红色咬合纸测得 CPI 指数　　C、D. CRP 时，用蓝色咬合纸测得 CPI 指数

　　测量完成后，将 MCD 纸取下，读取双侧所测的 ICP 点与 RCP 点分别在 X 轴与 Y 轴上差值，并求其平均值。通常情况下，如果操作误差小，RCP 点为原点，即其 CPI 值为（0，0）（图 2-27）；若 RCP 点偏离原点超过 1mm，应重新检查，必要时重新上𬌗架。例如，左侧 CPI 值为（-3mm，+3mm）；右侧 CPI 值为（-3mm，+2.5mm）。故平均 CPI 值为（-3mm，+2.8mm）。横向偏移为：0mm。

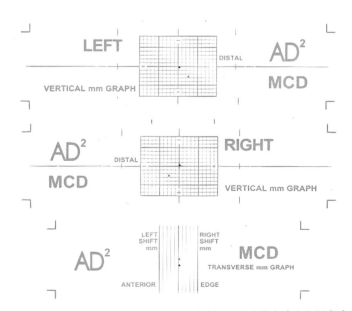

图 2-27　MCD 指数测量结果显示 ICP（红色点）与 RCP（蓝色点）之间存在较大差异

第四节　IPDO 矫治技术的 X 线头影测量转换

一、X 线头影测量转换

（一）关于 CRP-ICP 的一致性

某些错殆畸形患者，其最大牙尖交错（MI）位时所引导的下颌位置是移位的，不是正中关系位，即 CRP 与 ICP 的一致性差异较大，其髁突在关节窝中的位置异常，通常表现为髁突向前下方移位、向下方移位和向后下方移位等。下颌在这些异常位置下可表现为患者的颌位异常（双重咬合或者多重咬合）、颞下颌关节功能障碍（可表现为髁突、关节盘、关节窝、关节结节、关节韧带和双板区等动态异常或者静态异常，当然也包括它们之间相互关系的异常）。

如果下颌长期处于这样的位置，其固定下颌就位于此位置的肌肉和咬合也将发生适应性改变，尤其是肌肉运动和肌张力等会形成一定的记忆，俗称"肌肉记忆型"，此时的肌肉运动是按照一定程序进行的。是颌位异常导致肌肉异常、咬合异常？还是肌肉和咬合异常导致颌位异常？这是一个先有鸡还是先有蛋的问题。

如果临床上遇到这类患者，通常有以下四种处理方式：

1．给患者在初始 CR 位下做咬合记录，然后上功能殆架，再根据功能咬合理论制作咬合导板，目的是给予患者趋向于 CRP 的颌位，让肌肉适应新的颌位，这个适应过程就是消除原有的、不良的肌肉记忆型或者称为"肌肉去程序化"。

2．如果患者是均角型或者是低角型，并且咬合较深，也可以考虑戴用平面导板，既可以打开咬合，又可以促使下颌复位。

3．常规戴用固定矫治器，随着牙列的排齐整平，就相当于给患者戴用了一个隐性的咬合板，有些患者异常颌位可以部分趋好。

4．尽可能地缩短有效牙弓长度，减少其后牙区出现咬合干扰的可能性，通常可以采取以下手段：拔牙矫治、压低上颌后牙、协调后牙区上下颌牙弓宽度、上颌后牙转矩的充分表达、维持上颌后牙区的轴倾度（或者咬合曲线，PASS 理论）等。

（二）关于 CRP 下的髁突位置指数（CPI）

如果患者 CRP 与 ICP 基本一致，那么这种咬合就是相对稳定的。当 CRP 与 ICP 的差异较大时，其 CPI 就将表现异常，CPI 可用于 X 线头影测量片的 CRP-ICP 转换。

（三）CRP 下的 X 线头影侧位片

如果先通过肌肉去程序化来获得 CRP，那么下颌往往是后下旋转和髁突前上就位的，即髁突位于最上最前位。这时会发现上下颌的咬合干扰发生在后牙区，前牙往往是开殆或者浅覆殆，当然面下 1/3 距离也会随之增大，即个体的面型会变长。后牙早接触的咬合干扰会使垂直向测量值失真。如果进行头影测量转换后使下颌处于 CRP 时就不会伴有这种不良早接触之咬合干扰。此时所获得的 X 线头影测量值是相对真实的。

（四）CRP-ICP 转换

通过 CPI 就可以推断 CRP 和 ICP 的差异是否较大，如果较大，就意味着 ICP 下拍摄的 X 线头影测量片不可信，此时需要进行 X 线头影测量片的 CRP 转换，这种转换需要利用 CPI。这时的下颌位置是相对稳定和真实的，是趋向于真正 CRP 的位置，也是颌位相对稳定和可重复的位置，在这种位置下进行 X 线头影测量分析具有诊断意义。

然而，仅在正中关系位和最大牙尖交错位之间存在较大偏移的病例才适合用到这样的步骤。如果偏移不大就不需要头影测量转换。

（五）CRP 下的 X 线头影测量的 VTO

通过 CRP 和 ICP 下的 X 线头影测量转换就会发现，下颌会更加靠后，即 ICP 下咬合关系会更加趋向于远中。如果不做这种转换，那么一个咬合关系中性的患者，其矫治计划可能就会选择拔除四颗第一前磨牙，在做了 CRP-ICP 转换后，有时会发现患者的咬合关系是远中的，这时可能会做出拔除上颌第一前磨牙和下颌第二前磨牙的矫治计划，也可能会做出仅仅是拔除上颌第一前磨牙的矫治计划。

二、X 线头影测量转换步骤

1. 粘接表格记录表，在表格上记录左右侧髁突的位置（图 2-28）。

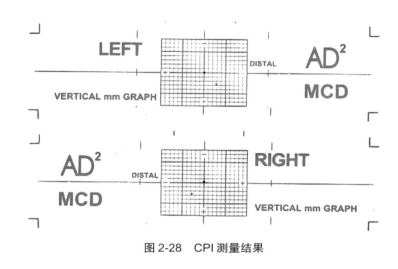

图 2-28　CPI 测量结果

2. 在毫米单位测量 CRP 和 ICP 之间水平向（X）和垂直向（Y）的差异。符号"+"和"−"用来指示移位的方向，"+"表示髁突向近中或向下运动，而"−"表示髁突向远中或向上运动。算出左右侧髁突在水平向（X）和垂直向（Y）偏移的平均值。例如图 2-28 所示，平均 X 轴：−3mm；平均 Y 轴：+2.8mm。

3. 将最大牙尖交错位下拍摄的 X 线头影侧位片描迹图放置在工作台上。这时要用黑色笔描迹，并且画出殆平面。用上下颌切牙切迹作为参照点，画两条平行于殆平面的线段。以此来记录覆殆。

4. 描迹眶耳平面，从眶点画一条与眶耳平面成 6.5° 角的轴 - 眶平面。用两点将轴 - 眶平面与髁突颈部相交的线段平分成 3 段。前段与中段的交界点是暂定的铰链轴心（图 2-29）。

5. 重叠网格水平线和轴 - 眶平面，将暂定的铰链轴心和网格中点重叠。在这个位置，按照在第 2 步中测得的平均值，读出正中关系位的铰链轴。用红色笔描记（图 2-30）。

注意：网格上的符号和记录表上的符号是颠倒的。

6. 移开网格表，另取一张描迹纸，在描迹纸上，用红色笔描迹出下颌骨、下颌切牙、下唇、颏部和在第 2 步中取得的覆殆标记线段（图 2-31）。用红色笔描迹暂定的铰链轴点。

7. 将两张红色铰链轴点重叠，旋转黑色（红色）描迹图直到覆殆标记线重叠（图 2-32）。

8. 在这个位置上，用红色笔描绘出剩余的描迹结构，包括从眉间点到唇联合点的软组织侧貌（图 2-33）。这就是正中关系位的描迹，在这张描迹图上就可以进行头影测量分析了。

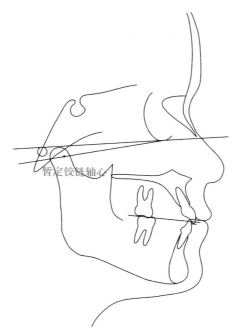

图 2-29 确定暂定铰链轴

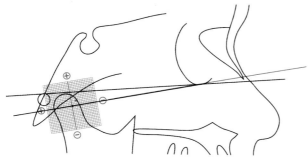

图 2-30 确定正中关系位的铰链轴

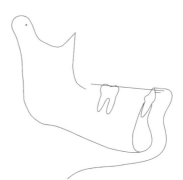

图 2-31 描迹下颌骨结构

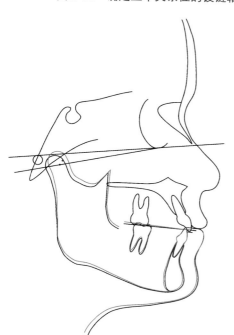

图 2-32 旋转下颌骨至覆𬌗标记线重叠

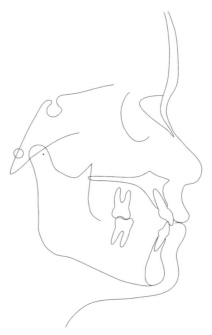

图 2-33 转换后，正中关系位的头影描迹

第五节　IPDO 矫治技术的 X 线头影测量方法

IPDO 矫治技术的 X 线头影测量方法是多种测量方法的综合，是基于 OPS 理念进行设定的；在诊断分析与矫治设计时，能够明确给出一个口腔正畸路线图。

例如，在使用 GPS 时，应该首先选择交通方式，是步行去还是自驾车去；是乘公交车还是坐地铁；当然也可选择坐船或者乘坐飞机等，在选择好交通方式之后就是选择路线了，有推荐路线、高速优先、最短路径等。同理，在做口腔正畸治疗时，也可选择使用 OPS。

在使用 OPS 时主要考虑以下几点：

1. 确定矫治目标（功能、美观、稳定、健康和主诉），即目的地。

2. 选择矫治机制和矫治器，也就是口腔正畸的"交通工具"。

3. 途中控制，就相当于如何把车开好，而且在开车的过程中还要时刻看准路线指示，即在口腔正畸过程中要能够让牙齿、颌骨、关节、神经、肌肉和韧带向着目标位置前进。每次复诊都能够发现问题和切实地解决问题。如果是一个好的行者，就会少走弯路和冤枉路。同理，口腔正畸也是一样，很多病例是在不断解决问题中完成的。但这并不是最佳处理问题的方式，最佳处理问题的方式是要对即将发生的问题有预判，是如何控制问题不发生，而不是问题发生了再去想方设法解决问题。

基于以上考量，在确定 IPDO 矫治技术的 X 线头影测量分析法时，就要考虑以下几个方面：①颅颌骨骼架构，即骨骼型；②颅颌生长发育趋势；③牙颌架构，即上下颌中切牙的咬合状态、咬合平面的情况、牙型与骨骼型的关系等；④面下 1/3 侧貌的评定；⑤头影测量项目间相互补偿的问题；⑥生长发育的趋势和量的判定。

每一种 X 线头影测量方法都有它的优缺点，然而 IPDO 矫治技术的 X 线头影测量方法是一个开放式平台，可以随着我们对口腔正畸学认识的不断深入而进行不断的完善。

我们所获取的头颅侧位片最好是在自然头位下拍摄的。所谓自然头位就是在身体的四肢、躯干处于自然状态下，个体目视前方之头部的空间位置。通常有三种方法确定自然头位：①患者自然站立挺直，两脚自然分开，双臂自然下垂，目视前方（约 2.0m）镜子中自身影像的双眼，此时的头位即是自然头位；②患者自然站立挺直，两脚自然分开，双臂自然下垂，目视前方，然后头颅做前倾后仰动作，动作幅度逐渐减小，直至停止，此时的头位即为自然头位，也称自我平衡位（self-balance position）；③通过 FH 平面来确定真性水平面，进而校正自然头位。IPDO 矫治技术推荐使用前两种方法来确定自然头位。

X 线头影测量分析结果是口腔正畸制订治疗计划及疗效评价非常重要的依据。可以从二维空间较为全面地分析颅颌面、牙齿的形态结构和位置关系及其生长发育状况。

X 线头影测量分析主要包括以下内容：骨骼的形态结构及位置关系、牙齿相对于骨骼的位置关系及面部软组织形态等。

一、颌骨关系分析

颌骨关系的评价通常从二维空间进行分析：颌骨矢状关系与垂直向关系。两者之间既相互独立，又密不可分。

（一）颌骨矢状关系评价

因为颅骨较早发育完成而使其形态、位置相对恒定，所以在研究颌骨时，通常以颅底作为参照物。在研究上下颌骨位置关系时，通常以前颅底作为参考平面，用 SNA 角、SNB 角和 ANB 角表示上下颌骨的矢状向位置关系（图 2-34）。

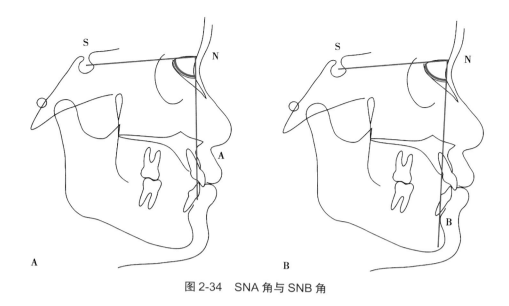

图 2-34　SNA 角与 SNB 角

　　然而,如果仅用 SNA 角、SNB 角来表示颌骨的空间位置往往不能揭示错𬌗畸形产生的原因。例如,SNB 角减小同样的角度,既可以是下颌骨的顺时针旋转伴发下牙槽座点远中移动所致,也可以是下颌骨发育不足所致(图 2-35)。

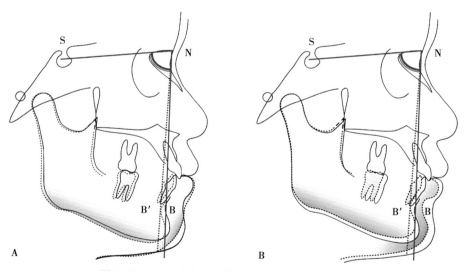

图 2-35　SNB 角与下颌骨旋转、下颌骨发育的关系

　　上下颌骨位置异常的原因:①颌骨的空间位置异常;②颌骨旋转;③颌骨大小。

　　1. 颌骨位置　因为下颌骨是个运动器官,其通过颞下颌关节与颅部相连,所以关节窝的位置将直接影响到下颌骨的矢状向位置。如果关节窝位置靠前,下颌骨位置就会整体前移;如果关节窝位置靠后,则下颌骨位置将整体后移(图 2-36)。

　　临床中,通常以蝶鞍角来表示关节窝的位置关系。

　　(1) 蝶鞍角(N-S-Ar):由前颅底平面与后颅底平面构成,其大小可表示下颌关节窝-髁突的位置(图 2-37),一般情况下为 123°±5°。

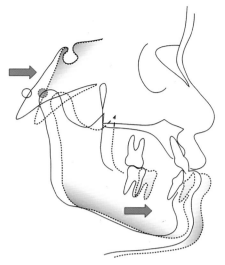

图 2-36 关节窝的位置对下颌骨矢状向位置的影响

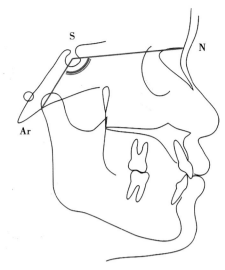

图 2-37 蝶鞍角

如果蝶鞍角小于 120°，则下颌位置靠前；若是处于生长发育期的患儿，则有Ⅲ类骨面型生长发育趋势（图 2-38A）。如果蝶鞍角大于 128°，关节窝的位置相对于理想位置更向后及轻微向上；随着患者的生长发育，关节窝位置更加向后（髁突），这使髁突无法向前生长（图 2-38B）。若蝶鞍角大于 133°或更大，则患者下颌后缩更为明显，大多数需要拔除上颌前磨牙或行下颌前徙手术。

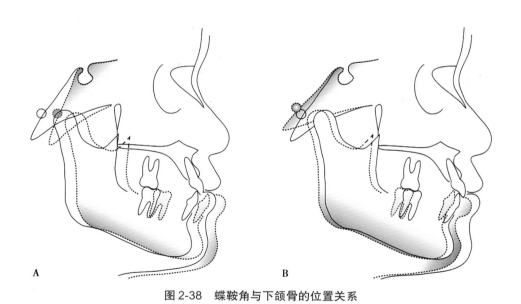

图 2-38 蝶鞍角与下颌骨的位置关系

（2）S-Ptm：上颌骨相对于颅底的前后向位置，通常指 S、Ptm 点到眶耳平面垂足间的距离（图 2-39）。

2. 颌骨旋转 腭平面倾斜角（SN-PP）是由前颅底平面与腭平面构成，PP 平面在 SN 平面上方为正值，在下方为负值（图 2-40）。它反映了腭平面相对于前颅底的倾斜度。

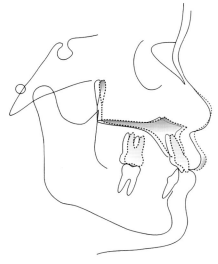

图 2-39　S-Ptm 与上颌骨矢状位置的关系

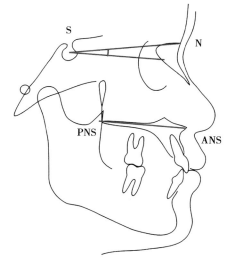

图 2-40　腭平面倾斜角

上颌骨顺时针旋转时，腭平面倾斜角增大，上颌骨前移，上颌前牙唇倾；上颌骨逆时针旋转时，腭平面倾斜角减小，上颌骨后移，上颌前牙腭向倾斜（图 2-41A）。

下颌骨旋转对 SNB 角影响很大。若下颌骨顺时针旋转，则 SNB 角变小；若下颌骨逆时针旋转，则 SNB 角变大（图 2-41B）。临床上常用下颌平面角（SN-MP）大小表示下颌的旋转运动，SN-MP 角正常值为 34.3°±5°。当下颌骨顺时针旋转时，SN-MP 角变大；反之，SN-MP 角变小。

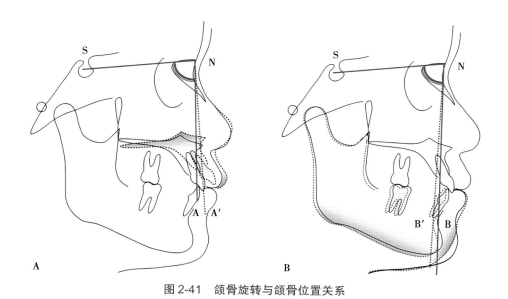

图 2-41　颌骨旋转与颌骨位置关系

3. 颌骨大小

（1）上颌长（ANS-PNS）：从上牙槽座点 A 向腭平面作垂线之交点到后鼻棘点的连线（图 2-42A）。在较理想情况下，上颌骨长度为下颌骨长度的 2/3（图 2-42B）。在上颌骨发育异常的病例中，应该分析上颌骨的长度来了解其发育不足的病因（图 2-42C）。

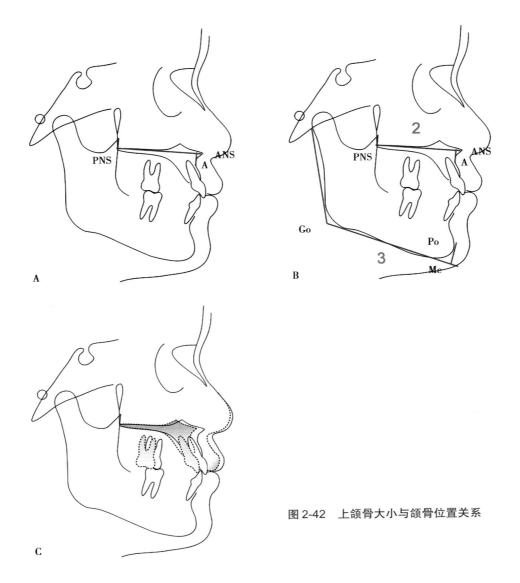

图 2-42   上颌骨大小与颌骨位置关系

（2）下颌体长度（Go-Me）：分别从下颌角点（Go）和颏前点（Pog）向下颌平面（MP）作垂线，两垂足间的距离为下颌体长度（图 2-43A）。11 岁以后，较为理想的下颌体与前颅底的长度比例约为 1∶1。可以参考前颅底的长度判断下颌体的生长状况（图 2-43B）。当下颌体长度超过前颅底长度 8mm 时，可能存在严重的骨性不调，常需要口腔正畸 - 正颌联合治疗（图 2-43C）。

（二）颌骨垂直向关系评价

临床中，常用 SN-MP 及后前面高比表示颌骨的垂直向关系，其中 SN-MP 最为常用。而在 Jarabak 分析法中，用 SUM 来表示颌骨的垂直向关系。

1. SN-MP 与 SUM   根据下颌平面角（SN-MP），可以将面部垂直向形态结构分为三种类型：均角型，面部垂直向发育协调，SN-MP 角为 34.3°±5°；高角型，面部垂直向发育过度，SN-MP 角大于 40°；低角型，面部垂直向发育不足，SN-MP 角小于 29°（图 2-44）。

而 SUM 表示蝶鞍角、关节角及下颌角之和，即 N-S-Ar、S-Ar-Go 和 Ar-Go-Me 角之和。SUM 的正常值为 396°±6°，此值在生长发育中应相对恒定（图 2-45）。

当 SUM 大于 396° 时，下颌呈顺时针旋转生长趋势，下颌骨表现为开张型生长，在治疗过程中面轴容易开张；反之，下颌呈逆时针旋转生长趋势，下颌骨表现为闭合型生长，在治疗过程中面轴不易开张（图 2-46）。

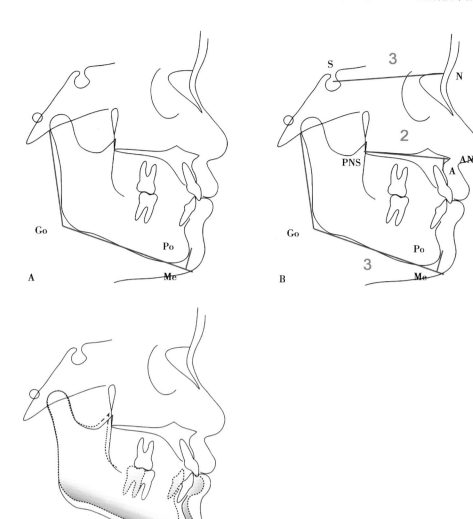

图2-43　下颌骨大小与颌骨位置关系

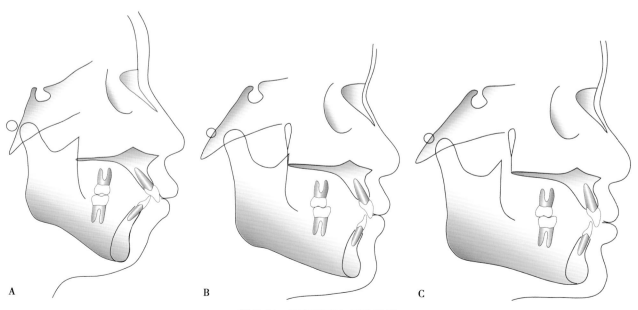

图2-44　面部垂直向三种类型

A. 高角型　B. 均角型　C. 低角型

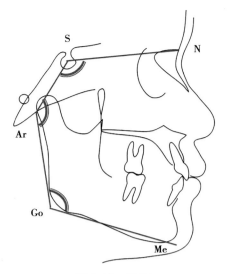

图 2-45　SUM

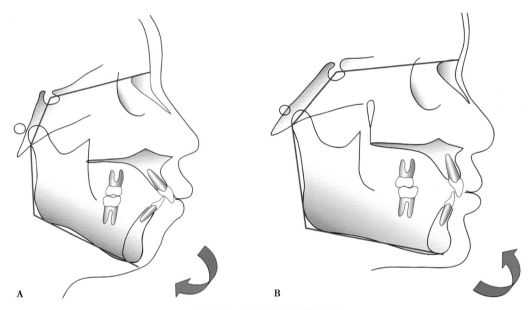

图 2-46　SUM 与面型的关系
A. 开张型生长　B. 闭合型生长

实际上,SN-MP 与 SUM 所表示的意义是一致的,SUM=∠SN-MP+360°(图 2-47)。

∵ ∠1+∠3=∠N-S-Ar；∠2+∠4=∠Ar-Go-Me

∴ ∠1+∠2+∠3+∠4=∠N-S-Ar+∠Ar-Go-Me

∵ ∠3+∠4=360°-∠S-Ar-Go

∴ ∠1+∠2+360°-∠S-Ar-Go=∠N-S-Ar+∠Ar-Go-Me

∠1+∠2=∠N-S-Ar+∠S-Ar-Go+∠Ar-Go-Me-360°

∠SN-MP=SUM-360°

在治疗过程中,N-S-Ar 及 Ar-Go-Me 一般不发生变化,唯一能发生变化的是 S-Ar-Go。因此,S-Ar-Go、SN-MP 及 SUM 所代表的意义具有一致性。例如,在治疗前后,如果发现 S-Ar-Go、SN-MP 及 SUM 角度均变大,表示下颌骨顺时针旋转;反之,则说明下颌骨逆时针旋转。

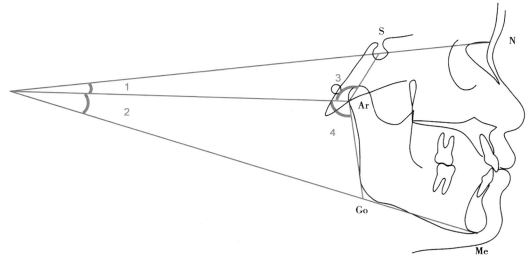

图 2-47　SUM 与 SN-MP 的关系

SN-MP 与 SUM 都可以说明面部的形态。但是，具体分析 SUM 各角组成可以预测颅面生长方向及生长量，而 SN-MP 却不能预测。为了更好地说明 SUM 对颅面生长的预测作用，还需进一步了解 SUM 各组成角的指代意义。

（1）蝶鞍角（N-S-Ar）：由前颅底平面与后颅底平面构成。虽然 N-S-Ar 在口腔正畸治疗过程中无法改变，但是通过 N-S-Ar，可以在治疗前对患者的生长型进行初步评估。如果 N-S-Ar 小于 120°，则下颌位置靠前，若是处于生长发育期的患儿，则有Ⅲ类骨面型生长趋势；反之，如果 N-S-Ar 大于 128°，则有Ⅱ类错𬌗生长趋势，通常表现为下颌的后缩和后下旋转。

（2）关节角（S-Ar-Go）：由蝶鞍点至关节点连线与下颌升支平面构成，一般情况下为 143°±6°（图 2-48）。该角可以在口腔正畸治疗过程中发生改变。若此角变大，则下颌骨顺时针旋转；反之，则下颌骨逆时针旋转。

（3）下颌角（Ar-Go-Me）：由下颌升支平面与下颌平面构成，是反映下颌骨形态的一项指标，一般情况下为 125°±5°（图 2-49）。其在生长发育过程中，如果受到咀嚼功能的影响，会进行适应性改建。若下颌角大于 130°，则下面高较长，且难以改变，口腔正畸治疗不易达到良好的面部美观（即便配合手术）效果。

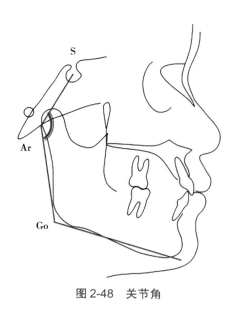

图 2-48　关节角

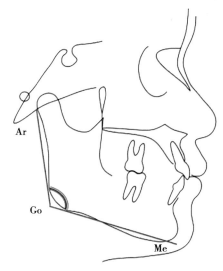

图 2-49　下颌角

（4）下颌角上份（Ar-Go-N）与下颌角下份（N-Go-Me）：下颌角由 N-Go 线划分为上份和下份，上份将随着下颌生长前移，表示下颌骨向前生长的潜力；下份表示下面高（图 2-50）。

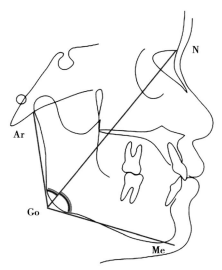

图 2-50　下颌角上份与下颌角下份

Ar-Go-N 平均值为 52°～55°。当该角大于或等于 55°时，下颌骨呈现较强的向前生长趋势；若该角小于 52°，则表现为颏部向前的发育不足（图 2-51）。

N-Go-Me 平均值为 70°～75°。当该角大于 75°时，很难获得良好的面部美观；若该角较小，则表现为前牙深覆𬌗（图 2-52）。

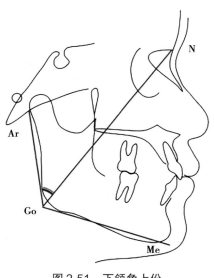

图 2-51　下颌角上份

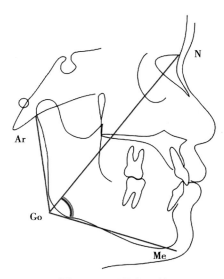

图 2-52　下颌角下份

将下颌角与其上半角、下半角进行综合分析，可以判断下颌骨的生长方向：①若下颌角不变，上半角变小，下半角变大，则颏部向下比向前生长的趋势大；②若上半角变大，下半角正常，则颏部向前生长的趋势大；③若上半角不变，下半角变大，则颏部向下生长的趋势大。

2.后前面高比（S-Go/N-Me）　后前面高比可判断面部生长型及生长趋势（图2-53）。该比率为0.63～0.65时，表示其为无旋转生长型，属于异常生长，沿面轴向下生长；该比率为0.54～0.62时，表示其为顺时针旋转生长型，属于异常生长，可能有潜在的关节问题，拍 X 线片显示 40% 的儿童存在关节盘移位；该比率为0.67～0.8时，表示其为逆时针旋转生长型，属于正常生长，64%～66% 的男性倾向于逆时针旋转生长。

3.面轴角（N-S-Gn）　该角是蝶鞍点和颏前点的连线与前颅底平面的夹角（图2-54）。当该角增大时，下颌平面易出现顺时针旋转；而当该角减小时，在治疗过程中容易控制面部的垂直向高度。

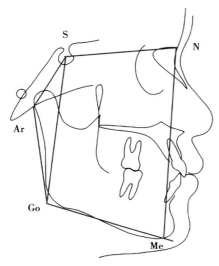

图2-53　后前面高比

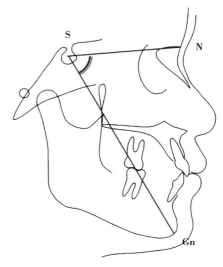

图2-54　面轴角

二、牙齿关系分析

1.上颌切牙位置分析

（1）矢状向位置：主要通过 U1-NA 距，即由上颌中切牙切缘至 NA 连线的垂直距离（图2-55）来分析。代表上颌中切牙相对于上颌骨的前后向突度。

（2）垂直向位置：主要通过唇齿关系来评估，即评估上颌中切牙相对于上唇下缘的距离；了解牙齿及牙龈的外露情况；上唇放松时，上颌中切牙切缘至上唇下缘的垂直距离（U1-Stms）为 2～3mm。

（3）倾斜度：上颌切牙位置用 U1-SN 角、U1-PP 角评估

1）U1-SN 角：了解上颌中切牙相对于颅骨的倾斜情况。此角过大，表示上颌中切牙相对于颅部唇倾；反之，其相对于颅部舌倾。

2）U1-PP 角：反映上颌中切牙相对于上颌骨的倾斜情况。此角过大，表示上颌中切牙相对于上颌骨唇倾；反之，其相对于上颌骨舌倾。

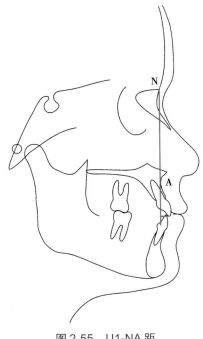

图 2-55　U1-NA 距

2. 下颌切牙位置分析

（1）矢状向位置及倾斜度（L1-D）：下颌切牙"植立"于牙槽基骨之中，下颌中切牙牙体长轴通过颏联合中心点（D）或者不超过 2mm 范围（图 2-56）。

（2）垂直向位置：前牙覆𬌗、覆盖正常。

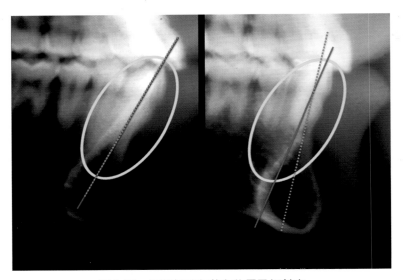

图 2-56　下颌切牙矢状向位置及倾斜度

3. 𬌗平面分析　𬌗平面用𬌗平面角（OP-FH）来评估。OP-FH 是𬌗平面与眶耳平面的夹角（图 2-57）。此角代表𬌗平面的倾斜度。此角越大，𬌗平面越陡，下颌顺时针旋转的可能性就越大；反之，𬌗平面越平，下颌逆时针旋转的可能性就越大。

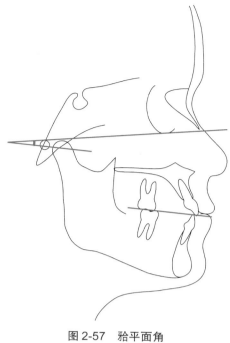

图 2-57　殆平面角

三、侧貌分析

口腔正畸治疗所能改变的只是面下 1/3 软组织侧貌。如果以 E 线来评估面下 1/3 侧貌，则无法评判颏部的空间位置，而颏部空间位置的改变对改变面下 1/3 侧貌至关重要！

IPDO 矫治技术在评价个体侧貌时，比较关注自然头位下的上下唇与颏部的相互关系，推荐使用通过鼻下点的自然铅垂线作为参考平面，通过评估上下唇突点和颏前点与该参考平面的关系来分析个体面下 1/3 侧貌的状态。

鼻下点铅垂线（Sn-VL）：上唇在该线前 3±1mm（UL/Sn-VL）；下唇至该线距离为 1±1mm（LL/Sn-VL）；软组织颏部在该线后 −3±1mm（Pos/Sn-VL）（图 2-58）。

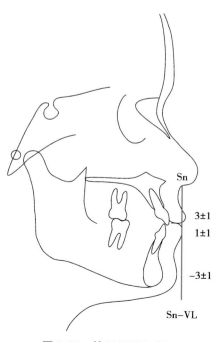

图 2-58　软组织侧貌分析

四、IPDO 矫治技术常用的头影测量项目

IPDO 矫治技术常用的头影测量项目包括 Jarabak、Steiner、Arnnet 等内容（表 2-1，表 2-2）。其评价了骨骼型、牙型以及面部软组织的状态等。尤其对上下颌骨矢状关系的评价较为全面，通过不同测量方法间的互相补位，使得出的结论更加科学。

表 2-1 IPDO 矫治技术常用的头影测量项目

测量项目	参考值	测量值
颌骨矢状向位置分析		
SNA	82.8°±4.0°	
SNB	80.1°±3.9°	
ANB	2.7°±2.0°	
S-Ptm	18.3±2.4mm	
N-S-Ar	123°±5°	
SN-PP	11°	
SN-MP	30.7°±4.6°	
ANS-PNS∶Go-Me	2∶3	
颌骨垂直向位置分析		
SUM	396°±6°	
N-S-Ar	123°±5°	
S-Ar-Go	143°±6°	
Ar-Go-Me	130°±7°	
Ar-Go-N	52°～55°	
N-Go-Me	70°～75°	
S-Go/N-Me	62%～65%	
N-S-Gn	66°±7°	
牙齿位置分析		
U1-NA	7.3±1.9mm	
U1-SN	105.7°±6.3°	
U1-PP	108.8°±4.8°	
U1-Stms	2mm	
L1-D	0±2mm	
OP-FH	14.2°±3.7°	
软组织侧貌分析		
UL/Sn-VL	3±1mm	
LL/Sn-VL	1±1mm	
Pos/Sn-VL	−1±1mm	

表 2-2　104 名长春市正常殆儿童 X 线头影测量值（Jarabak 分析法）

测量项目	男	女
N-S-Ar	$123.98° \pm 7.38°$	$124.53° \pm 4.76°$
S-Ar-Go	$150.02° \pm 6.11°$	$148.94° \pm 6.96°$
Ar-Go-Me	$118.21° \pm 5.86°$	$120.56° \pm 6.10°$
SUM	$392.21° \pm 5.88°$	$394.03° \pm 4.77°$
Ar-Go-N	$43.93° \pm 3.90°$	$45.19° \pm 4.09°$
N-Go-Me	$74.29° \pm 3.81°$	$75.37° \pm 3.70°$
S-Ar	$40.36 \pm 3.50mm$	$36.61 \pm 4.07mm$
Ar-Go	$51.76 \pm 4.85mm$	$49.26 \pm 5.00mm$
S-N	$68.26 \pm 3.37mm$	$66.16 \pm 3.47mm$
Go-Me	$74.21 \pm 4.96mm$	$71.37 \pm 4.54mm$
S-Go	$89.14 \pm 5.41mm$	$82.34 \pm 5.69mm$
N-Me	$129.90 \pm 5.89mm$	$123.06 \pm 5.55mm$
S-Go/N-Me	$69\% \pm 3.5\%$	$67\% \pm 4\%$

（陈建明　兰泽栋）

第三章

IPDO矫治技术的诊断分析与矫治设计

第一节　上、下颌切牙位置的作用

一、下颌切牙的位置

人们常说："诊断从下颌开始,治疗从上颌开始"。但是从下颌的哪儿开始呢？有的学者关注下颌尖牙间的距离,也有学者从下颌切牙与下颌平面(MP)成角的大小来切入诊断等,并从中找出关键的问题点加以解决。IPDO矫治技术将下颌切牙与牙槽骨、基骨的关系分成三型,也就是根据牙型与骨骼型之间的关系进行分类(图3-1)。

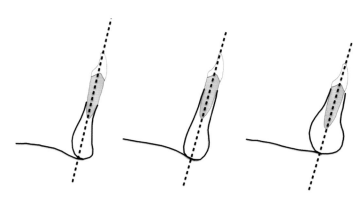

图3-1　下颌切牙与牙槽骨、基骨的关系

不论哪一种类型,都强调骨骼型决定牙型。常规的诊断技术中,评价牙型与骨骼型的关系也只是通过X线头影侧位片粗略地观察一下,而无法真实地了解两者之间的关系。IPDO矫治技术强调将X线头影侧位片与CBCT有机地结合起来加以判定两者之间的关系,从而决定下颌切牙的目标位置,也就决定了口腔正畸从哪里出发的问题。IPDO矫治技术的核心理念之一是强调顺势而为,不会刚性施治,换言之,就是下颌切牙要顺应骨骼型而"植立"于牙槽基骨之中。所谓的"植立"就是说下颌切牙牙根植在基骨之中,并矗立在那儿;所谓的"牙槽基骨"不同于常规意义上的"基骨"定义,而是根据不同牙型与骨骼型的关系来加以界定。一言以蔽之,就是无论使用何种方法去矫治牙齿,都不希望将牙根从牙槽骨里矫治出来,都希望牙齿稳稳地立于它存在的根本的基骨中。也就是在确定下颌切牙目标位置时,人们都不希望牙齿过于唇倾或者舌倾,而是希望有充足的牙槽骨包绕牙根,更希望牙根尖坐在基骨这个底座上。

X线头影侧位片和CBCT中下颌切牙区矢状体层就会清楚地展示下颌切牙与牙槽骨和基骨的关系,也会展示颏联合部的骨骼形态、结构和大小,这为判定牙型与骨骼型之间的关系提供了可靠依据。

对于骨性Ⅱ类和骨性Ⅲ类错𬌗患者而言，因其下颌切牙区会发生骨骼的适应性改建，也就是常说的骨性代偿，牙齿也会随之有代偿性表现。对于骨性Ⅱ类错𬌗患者而言，下颌切牙区的牙齿及骨骼联合体会表现为唇向倾斜及拔高；对于骨性Ⅲ类错𬌗患者而言，此区域的牙齿及骨骼联合体会表现为直立或者舌向倾斜。这种表现已是既成事实，是多年适应改建的结果。如果谈及医师该如何改变这种经年后的变化表现，也只能是顺势而为之，即骨骼型决定牙型，下颌切牙要"植立"于牙槽基骨之中。实践证明，我们尝试着能够改变的是牙槽骨而非"基骨"，而基骨决定牙齿的位置。就下颌而言，"基骨"只能随着颌骨位置的改变而改变；常规矫治是无法改变上颌"基骨"的空间位置的，如果说能够改变，也只能通过特殊手段才能达到，如正颌外科、前方牵引和骨性扩弓等。言归下颌，IPDO矫治技术认为，下颌切牙能够在原位"植立"，并解除拥挤、扭转及斜轴等问题就是我们的矫治目标。对于下颌切牙而言，不要尝试着大的改变，因为供其移动区域的骨骼空间有限。在无数的矫治评价中发现，很多所谓的内收下颌切牙，往往就是把下颌切牙直立起来而已。把下颌切牙直立起来并根植在基骨之中即是"植立"。下颌切牙相对于下颌骨"植立"起来还远远不够，因为此时还无法保证下颌切牙和上颌切牙建立"正常关系"，此处言及的"正常关系"并非覆𬌗、覆盖的正常，具体详见后述。在确定了下颌切牙"植立于牙槽基骨之中"这个目标位置之后，再能够改变下颌切牙空间位置的就只有颌位和下颌的旋转了。如果个体的ICP-CRP差异较大，就意味着下颌处于CRP时（髁突位于关节窝的最上、最前位），下颌会发生顺时针旋转，临床表现为双重咬合或多重咬合，也就意味着颌位的改变，故牙齿的空间位置也就会相应地改变。IPDO矫治技术并不是一味地去追求所谓的CRP，只要髁突能够在一个健康的、稳定的、可重复的位置做正常的转动和滑动即可。尝试着改变咬合平面和旋转下颌是破解许多口腔正畸难题的关键。如果能够旋转下颌使"植立于牙槽基骨之中"的下颌切牙与上颌切牙建立起"正常关系"，那么MdIP也就最终确定了，此为VTO的目标。

二、上颌切牙的位置

在现实生活中，人们经过观察发现，在自然头位下，看起来比较协调的面下1/3侧貌者，其上颌中切牙牙冠唇面往往是比较直立的或者稍稍唇向倾斜，通常在6°左右，下颌切牙如果和上颌切牙接触咬合，其唇面往往略微舌向倾斜，通常在-1°左右。但就国人而言，尤其是两广及闽南地区的人群，其下颌前伸位置往往不及北方地区的人群，更不及高加索人种，所以在自然头位下，其下颌切牙的唇面有时是唇向倾斜的。上述观点体现了口腔正畸是"科学与艺术的统一"之观点。科学是理性的，是可以量化的；艺术是感性的，是模糊混沌的。不论如何，在自然头位下，一旦确立了下颌切牙的空间位置，剩下的就是如何改变上颌切牙位置以尝试着与下颌切牙建立"正常关系"的问题了。

之所以通常考虑改变上颌切牙位置来适应"下颌切牙的目标位置"，是因为可供上颌切牙移动的骨骼空间远远大于下颌。但是下颌切牙的"目标位置"并不一定是正常位置，其还受限于对侧貌的评价。同时也不是一味地让上颌切牙来适应下颌切牙，并以此建立所谓"正常的上下颌切牙关系"。如果用通过鼻下点的自然铅垂线确定了上唇、上颌切牙位置以及唇齿关系正常，那么就无需改变上颌切牙的位置来适应所谓下颌切牙的"目标位置"，而是应该改变下颌切牙的"目标位置"来适应上颌切牙的位置，如果彼此适应不了，那么所谓不正常的一方就要为所谓正常的一方做出"牺牲"，如牙齿的代偿性倾斜。如果牙齿的代偿性倾斜还无法达到与对方建立较好的咬合关系，此时只能通过正颌手术解决。在某种程度上来说，口腔正畸的过程就是上下颌切牙彼此适应的过程。

对于非自然头位下判定上下颌切牙的相互关系，就相当于凭借手持模型来评价上下颌切牙关系。这种评价方法无法客观地、科学地反映出个体的真实情况，故IPDO矫治技术不推荐这种评价方法。

三、上颌切牙位置对面型的影响

（一）上颌切牙位置对鼻唇角的影响

上颌前突的个体，根据其牙型和骨骼型的关系分为三类：上颌前颌骨位置正常，上颌切牙唇向倾斜或者舌向倾斜；上颌切牙的唇倾度正常，其随着前突的前颌骨整体空间位置靠前；上颌前颌骨前突并且伴有上颌切牙唇向倾斜。

构成鼻唇角的两大因素是鼻和上唇，故鼻唇角除受鼻的形态、大小影响外，也受上唇唇向倾斜度的影响（通常指人中的倾斜度）（图 3-2）。如果个体的上颌切牙唇向倾斜较明显，那么附着其上的上唇就会顺势唇向倾斜，有减小鼻唇角的作用；如果上颌切牙唇倾度正常或者有些舌向倾斜，其对鼻唇角的影响就相对较小。如果个体的鼻尖向前下高耸，其有减小鼻唇角的作用；如果个体鼻尖短小并且朝向前上方向，其有加大鼻唇角的作用。鼻的形态、大小种类繁多，对鼻唇角的影响也较大，难以一一述及，但关键还是要看上唇的唇倾度，临床经验告诉我们，如果患者上唇过于唇倾，其侧貌修复的美学效果就会欠佳。

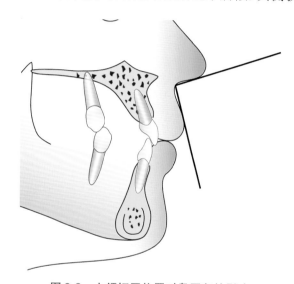

图 3-2　上颌切牙位置对鼻唇角的影响

如果个体的上颌切牙过于唇倾，牙齿及其牙槽骨就会形成一个"斜坡"，上唇皮肤弹性良好，犹如橡皮筋，会沿着该"斜坡"滑动，久而久之就表现为上唇短缩和外翻，鼻唇角也会相应地变小，并出现唇形异常。

如果上颌切牙及其牙槽骨过于下降，就会表现为笑线过高，以及露龈讲话或者露龈笑。

（二）上颌切牙位置对人中长度及唇肌状态的影响

上颌切牙过于唇向倾斜的个体，由于"斜坡"作用，其上唇往往短缩，唇肌松弛。而且两者互为影响，相互作用，常形成一个恶性循环。由于个体唇舌肌力量失衡，个体的上颌切牙可表现为增龄性扇形漂移。

四、上颌切牙位置对切导及前牙保护后牙的影响

在自然头位下，上颌切牙应该有一定的唇倾度，即从侧面观之，上颌切牙的唇面应该直立于地面或者稍稍唇倾（约 6°）（图 3-3），否则就会感觉到上颌切牙过于唇倾或者过于舌倾，美学效果差。除此之外，保证上颌切牙一定的唇倾度有利于构建正常的切导。如果上颌切牙过于直立或者舌倾，则下颌在做前伸运动时，就要先做一个小开口的动作，然后才能行前伸运动。前已述及，上颌切牙的舌侧边缘嵴对切导也发挥着重要作用。

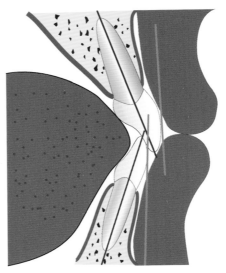

图 3-3　上颌切牙位置

　　建立前牙正常的覆𬌗、覆盖关系，以及保证上颌切牙一定的唇倾度对前伸运动之后的牙即刻分离起着至关重要的作用。咬合（下颌运动）即刻分离本身就是咬合系统的自我保护机制。

五、上颌切牙的三维控制界限

　　在传统的 X 线头影侧位片上，由于所拍摄的 X 线片是重叠影像，故在判断上颌或者下颌切牙的牙根与其牙槽骨及基骨的关系时，就会发生许多错判。目前 CBCT 已经得到广泛应用，其可精确判断牙型与骨骼型之间的关系，可以了解上下颌切牙的移动空间限制，在牙齿矫治过程中还要始终坚持牙齿"植立于牙槽基骨之中"的原则。

　　传统意义上的口腔正畸牙齿移动较多地关注了牙齿的目标位置，从某种程度上说，是把牙齿的移动简单地看作机械的移动，然而牙齿移动必须是生理性的，是在骨骼中的移动，其移动速率应该和骨改建的速率相匹配，其移动范围也受骨骼的严格限制。如果用 X 线头影侧位片来评价牙齿的移动空间，常会误判上颌切牙内收空间充裕，如果一味地直立内收上颌切牙以获得与下颌切牙的正常咬合关系，那么在某些病例偶尔就会造成牙槽骨吸收、骨裂、牙齿滑出牙槽骨之外，以及牙龈萎缩、龈裂等情况。

第二节　颞下颌关节的作用

一、颞下颌关节对咬合的影响

　　探讨颞下颌关节在口腔正畸诊断分析与矫治设计中所发挥的作用可以"去伪存真"，换言之，如果个体的 CRP 与 ICP 之间的差异较大，即髁突发生移位，此时如果髁突就位于或者趋向就位于 CRP（最上、最前位），那么它的咬合将会更加趋于远中关系，下颌也有后下旋转和开𬌗之趋势（图 3-4）。本来按照 ICP 的咬合关系可能需要拔除上下颌第一前磨牙进行矫治，这时就可能需要制订拔除上颌第一前磨牙和下颌第二前磨牙的矫治计划，甚至下颌可能采取非拔牙矫治。

　　如果在口腔正畸诊断分析时没有关注到关节问题，一旦遇到髁突特发性、持续性吸收的患者，若给予常规施治，就会发现患者下颌愈发后缩及后下旋转，其咬合也会越来越浅，甚至出现开𬌗，而且在整个矫治过程中很难将牙齿矫治到中性关系，上下颌前牙也很难建立起正常的咬合关系和良好的力学架构，随之医师也将处于尴尬境地。

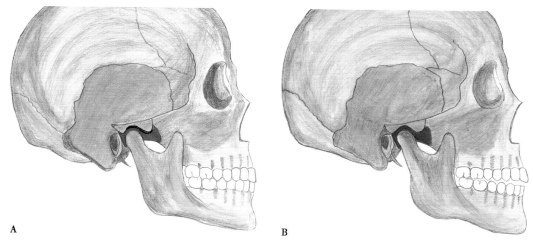

A　　　　　　　　　　　　　　　**B**

图 3-4　颞下颌关节的作用

如果发现髁突吸收变平，并且关节窝变浅、关节结节前斜面变短及平缓，这些都意味着髁突可能处于一个不正常及不稳定的位置，也就是说下颌的颌位不稳定，临床上通常表现为双重咬合或者多重咬合。

如果在 ICP 时髁突未发现移位，则患者可能为单一咬合或者咬合稳定；如果在 ICP 时髁突发生移位，则患者可能为双重咬合或者多重咬合（图 3-5）。

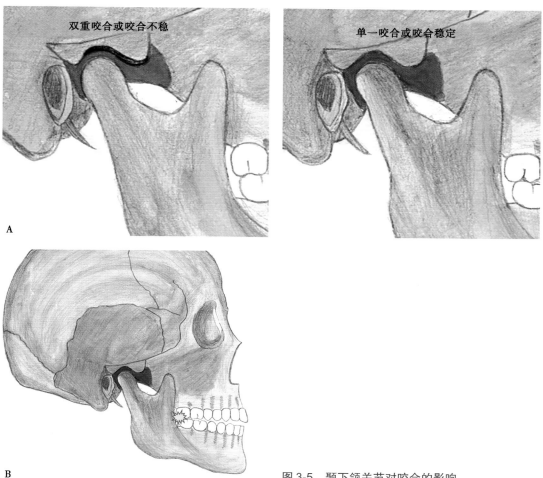

A

B　　　　　　　　　　　　　　　图 3-5　颞下颌关节对咬合的影响

二、其他结构的作用

1. 上下颌尖牙的作用 构建上下颌尖牙间的 I 类关系、建立良好的尖牙诱导与保护，是正确诊断分析与制订矫治计划的重要考量因素。

以下因素将会影响尖牙发挥作用：弓形（卵圆形牙弓或者方圆形牙弓利于发挥尖牙的作用）；上下颌尖牙的轴倾度、旋转度和转矩；上下颌尖牙的大小和形态的完整性；上下颌尖牙与邻牙的关系及空间位置；上下颌尖牙咬合的紧密度等。

2. 牙齿的形态、大小、完整性及排列的作用 牙齿具有良好的形态、大小、完整性及排列是牙齿正确行使咬合功能的前提条件。这样才能形成良好的尖窝关系和咬合锁结，才能使切牙诱导、尖牙保护和前后牙的交互保护发挥作用；这样才能使上下颌牙齿拥有较多的正中止点。如果牙齿发生了严重的磨耗，这样的牙齿即使排列的很整齐，也无法行使正常的功能咬合，会发生一系列牙体、牙周、关节和肌肉等方面的问题。

第三节 IPDO 矫治技术的可视化治疗目标

IPDO 矫治技术的诊断分析与矫治设计思路源于：①面型决定口腔正畸、面型决定正颌、面型决定努力的方向；②功能咬合及 TMJ 的健康贯彻治疗始终；③吸收其他矫治技术的精髓，秉持"拿来主义"和"扬弃"；④将功能、美观、稳定和健康凝炼成 IFACE；⑤矫治设计通过 VTO 体现；⑥骨骼型决定牙型，牙型对骨骼型起一定的作用；⑦基于科学发展观完善 IPDO 矫治技术的诊断分析与矫治设计；⑧辩证法作为最高指导思想。

在口腔正畸诊疗过程中，医师通常会根据临床经验对病例进行诊断、设计与治疗。往往忽视了将牙齿从治疗一开始就向目标位置移动的重要性，否则容易造成牙齿的往复移动或延长疗程。因此，我们在治疗开始前就需要将牙齿的移动方向和位置确定下来。这就是 IPDO 矫治技术所表述的"可视化治疗目标"。

下颌位置的稳定性对治疗计划的制订起到举足轻重的作用。在进行可视化治疗目标预测时，最好让下颌处于 CRP 或者 CRP 附近。如果下颌位置不稳定，我们就需要通过 ICP 所拍摄的 X 线头影测量片，将下颌位置转换为 CRP，然后再进行治疗计划的制订。

一、下颌位置稳定时的可视化治疗目标

1. 确定髁突位置 对病例的诊断设计应该在下颌处于 CRP 下进行。临床检查时，要确定下颌骨是否处于一个相对稳定的位置，即判断髁突是否处在 CRP 附近。

2. 确定下颌中切牙位置 将下颌中切牙"植立"于牙槽基骨之中，使下颌中切牙牙体长轴通过颏联合中心点附近，并顺应颏联合部的走向（图 3-6）。

3. 确定任意铰链轴 描记眶耳平面，从眶点画一条与眶耳平面成 6.5° 角的轴 - 眶平面。用两点将轴 - 眶平面与髁颈部相交的线段平分成三段。前段与中段的交界点是任意铰链轴轴心（图 3-7）。

4. 确定唇齿关系 在上唇下缘处画一条水平线，此线为下颌中切牙的位置（图 3-8）。如果该患者的上唇较为松弛且长，该线可以向下移动少许；如果患者的上唇较为短缩，可以适当考虑上移，以获得较佳的唇齿美观效果。

5. 确定下颌位置 以任意铰链轴为圆心旋转下颌，使下颌中切牙切缘至上唇下缘水平线处（图 3-9）。此时，下颌处于较为理想的位置。但是，在确定下颌位置时应结合患者的生长型进行综合考虑。如果该

患者为垂直生长型,在治疗过程中容易出现下颌平面顺时针旋转的趋势,下颌骨旋转的幅度就应适当减小。如果该患者为水平生长型,在治疗过程中,下颌平面逆时针旋转的趋势较大,下颌骨就容易达到理想位置。

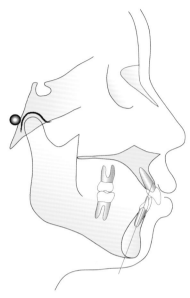

图 3-6　确定下颌中切牙的位置

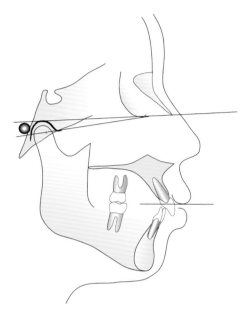

图 3-7　确定任意铰链轴

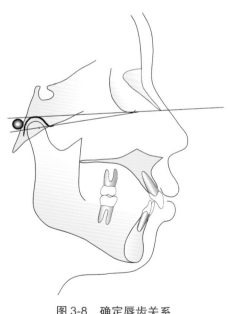

图 3-8　确定唇齿关系

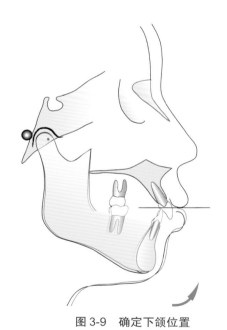

图 3-9　确定下颌位置

　　6. 确定上颌前牙位置　　根据上下颌切牙的咬合关系确定上颌中切牙切缘位置,上颌中切牙牙根应"植立"于牙槽骨之中或者保持根尖位置基本不变(图 3-10)。

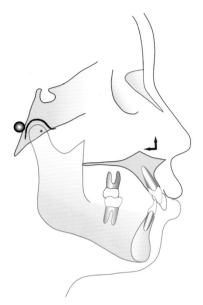

图 3-10　确定上颌中切牙的位置

7. 确定咬合平面　下颌旋转时,后牙可能形成早接触(图 3-11),同时,由于压低下颌磨牙较为困难,因此通常以下颌第一磨牙咬合面中点与上下颌中切牙覆𬌗中点的连线作为治疗后咬合平面。

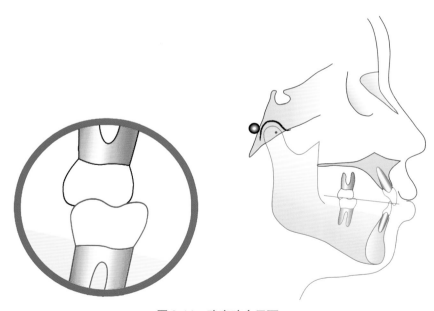

图 3-11　确定咬合平面

8. 确定后牙位置　根据间隙分析结果及咬合平面的情况确定后牙的移动距离和方向,后牙建立正常的咬合关系(图 3-12)。

9. 描迹软组织面型　根据唇齿移动比例关系描迹上下唇的轮廓(图 3-13)。

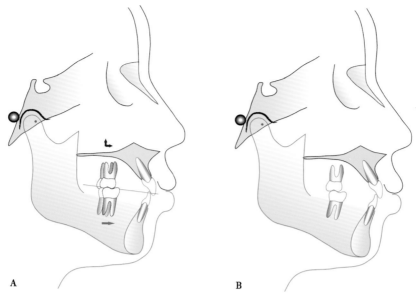

图 3-12　确定后牙位置

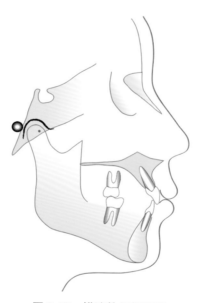

图 3-13　描迹软组织面型

二、下颌位置不稳定时的可视化治疗目标

在临床检查时，如果发现下颌位置不稳定，可先让下颌处于一个相对稳定位置，再经面弓转移获取患者的功能咬合关系，测定 CPI 指数，将拍摄的头颅侧位片进行转换。这样就将髁突置于一个相对稳定的位置。当下颌髁突处于一个相对稳定的位置时，我们就可以按照前面所述的方法进行预测。

（兰泽栋　陈建明）

第四章

IPDO 矫治技术的生物力学机制

第一节　IPDO 矫治技术的拔牙矫治

一、关于拔牙矫治

通常情况下，拔牙矫治是为了解除牙列拥挤、内收前牙（直立和内收）及改善侧貌；有时是基于调整咬合关系的考虑。除了上述原因外，IPDO 矫治技术通常采用拔牙矫治，会较多考虑到殆学问题和生物力学控制的问题。我们在矫治中会发现，许多病例需要改变殆平面、压低牙齿（尤其是上颌前牙和后牙）以及逆时针旋转下颌，此时拔牙矫治可提供空间来达到上述目的。在两广以及闽南地区，由于地域的关系，很多患者牙颌状况表现为"哨牙"、"龅牙"、上颌前突、下颌后缩等凸面型的容貌，同时牙列拥挤的患者也较多，开唇露齿的个体也不在少数，凡此种种都需要通过拔牙矫治来达到颅颌面的整体协调，故上述地区的拔牙矫治率较高。另外，许多实践证明，如果是所谓的临界病例，在矫治过程中往往会发现，如果不实施拔牙矫治，整体效果通常会差一些，但这也是见仁见智之事。

二、关于拔牙矫治的牙位

1. 从功能殆学的角度来讲，通常建议拔除上颌第二前磨牙和下颌第一前磨牙进行矫治，但是拔除上颌第二前磨牙矫治通常不利于多量的内收上颌前牙以及后牙的支抗控制，同时也有悖于"就近解决问题的原则"。

2. 拔除上颌第一前磨牙进行矫治比较符合"就近解决问题的原则"，既利于解除上颌前牙拥挤或者唇向倾斜的问题，也利于尖圆形或 V 字形牙弓的"宽大化"。但是，就 Bolton 指数而言，约 60% 的个体，其上颌牙量小于下颌牙量，而且上颌侧切牙和第二前磨牙往往为小牙畸形，如果拔除上颌第一前磨牙，其侧方牙咬合关系往往趋于远中关系。

3. 当考虑拔除下颌第一前磨牙进行矫治时，一定要关注下颌切牙与牙槽骨和基骨的关系，如果下颌切牙可以作为比较强的支抗用于拔牙隙远中的牙齿近中移动来改善后牙咬合关系，那么拔除第一前磨牙还是作为首要考量，否则容易出现下颌切牙过量内收或者舌向倾斜的情况，此时容易伴随出现下颌切牙舌侧的牙槽骨退缩甚至骨裂的问题，也容易出现牙齿在基骨之上向舌侧滑动错位的问题。

4. 通常不建议拔除下颌第二前磨牙进行矫治，虽然这种拔牙矫治利于磨牙建立中性关系和下颌的逆时针旋转，但是若拔除第二前磨牙矫治，下颌第一前磨牙与下颌第一磨牙就会直接接触，边缘嵴一致性的问题就无法给予较多的关注，因为人类进化的历史就一直是第二前磨牙与第一磨牙互为友邻的，如此才利于上下颌后牙建立良好的一牙对二牙的关系。

5. 如果不需要下颌前牙区解除严重的拥挤或者切牙唇向倾斜（相对于下颌颏联合）问题，同时又需要下颌磨牙近中移动来改善咬合关系时，也可考虑拔除下颌第二前磨牙进行矫治。

6. 如果考虑到下颌前牙支抗不足，也可以选择拔除下颌第二前磨牙进行矫治。

7. 对于下颌切牙而言，通常是在原位解除拥挤错位并加以直立即可。在口腔正畸矫治中，通常不建议拔除一颗下颌切牙进行矫治。

8. 通常不建议拔除畸形的上颌侧切牙（畸形牙），而是建议做冠恢复，如果需要拔除，则建议局部做种植修复治疗。IPDO 矫治技术不建议拔除发育异常的侧切牙而用尖牙替代之，此时需要将尖牙进行改形处理，同样也就需要将第一前磨牙改形，否则将会造成组牙功能咬合和咬合运动障碍。但在极个别情况下，还是需要拔之而矫治，那就需要好好评估取舍的价值所在。

9. 在口腔正畸矫治设计中，拔除磨牙矫治则为少数。如果因为磨牙毫无保留价值，其他磨牙又可代替它时，可以考虑拔除磨牙矫治。另外，有些开𬌗病例、高角型病例、面下 1/3 过高的病例等诸如此类，还是可以考虑拔除磨牙矫治。在各种拔牙矫治病例中，有些医师喜欢拔除上颌第二磨牙进行矫治，这就一定要考虑到上颌第三磨牙能否代替第二磨牙的问题，通常考虑以下四个方面，即牙冠形态和大小相对正常、最好处于萌出期、牙齿向远中方向萌出或者牙冠已经萌出。

10. 通常不采用拔除下颌第二磨牙实施矫治的设计，因为将下颌第三磨牙移动至第二磨牙的位置还是有一定难度的，尤其是第三磨牙近中低位阻生者，对术者的技术要求则更高。

11. 拔除下颌第一磨牙实施矫治还是较为多见的，因为六龄牙容易患龋而无法保留。

12. 下颌尖牙由于错位及牙槽骨萎缩等原因而需要拔除矫治，则偶可为之。因为将第一前磨牙改形后，在某种程度上还是可以担负起尖牙的角色。

13. 拔除上颌尖牙矫治则慎之，如果为之，则通常建议局部行种植修复治疗；如果将第一前磨牙改形为尖牙，则对其损伤程度较大，技术要求也较高，且容易造成咬合干扰，也起不到尖牙保护𬌗和诱导侧方运动的作用。

14. 上颌中切牙则轻易不要拔之矫治，如果勉强为之，也较多考虑行种植修复治疗。如果采取传统的修复治疗，久之就会发生牙槽骨萎缩吸收的状况。

15. 在口腔正畸矫治设计时，通常采用对称拔牙矫治，其优点无需赘述。

三、关于拔牙时机

在传统的矫治观念中，对于需要拔牙矫治的患者而言，通常是医师嘱患者先去拔牙再实施矫治，对于那些牙列严重拥挤的患者而言是可行的。但是，如果牙列拥挤不严重，则可选择先排齐牙齿，待可以考虑内收牙齿之时，再实施拔牙矫治，牙齿一经拔除就即刻关闭拔牙间隙。对于 Spee 曲线较深的患者或者前牙咬合较深的患者，如果在牙列整平排齐过程中前牙不会造成太大的唇向倾斜，可选择暂不拔牙矫治，利于整平 Spee 曲线和打开咬合。

另外，个别牙列中线偏斜的患者，可以考虑先拔除中线偏斜一侧对侧的牙齿，待中线纠正之后，再拔除中线偏斜一侧的牙齿。

当确实需要拔除下颌第二前磨牙时，则建议即刻牵引第一磨牙向近中移动，尽管发生的是倾斜移动，但如果等到排齐整平即考虑关闭拔牙间隙之时，拔牙区的骨板已经萎缩丧失许多，此时不利于磨牙的近中移动，即使勉强为之，偶尔也会发生第一磨牙近中牙根区域的牙槽骨吸收和牙龈萎缩现象。

第二节　IPDO 矫治技术的托槽定位

一、托槽定位技术

20 世纪 70 年代 Lawrence F Andrews 分析了 120 个未经口腔正畸治疗的正常殆样本，提出"正常殆六项标准"，并在此基础上设计出了第一代直丝弓矫治器（Straight-Wire™ Appliance）。Andrews 研究得出，上述样本的临床冠中心点在一条直线上，提示如果使用全程式化托槽，只要托槽的槽沟中心点、底板中心点与临床冠中心点重叠，并顺应临床冠长轴，托槽粘接之后进行托槽槽沟的平直化，那么牙齿排列就会基本符合正常殆六项标准。理论上讲应该是这样的，可实际上果真如此吗？有学者研究得出，就正常殆人群而言，其临床冠中心点并不都是在一条直线上，有时临床冠中心点的连线呈曲线，与 Spee 曲线趋同（图 4-1）。

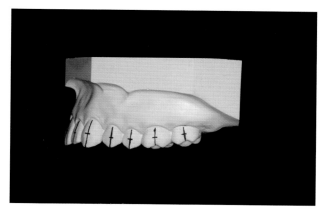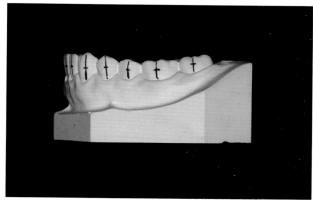

图 4-1　确定临床冠中心点

另外，就口腔正畸患者而言，尤其是拔牙矫治的患者，在托槽粘接时就要考虑到拔牙位置、牙齿移动等对托槽粘接位置的影响。

二、托槽高度定位

（一）上颌磨牙托槽的粘接

1. 在拔牙矫治病例中，如果矫治器只配戴到上下颌第一磨牙，这就意味着弓丝的游离端在第一磨牙上，在排齐整平时，第一磨牙容易向近中倾斜，如果发生近中倾斜，就意味着在精细调整阶段容易出现上颌第一磨牙近中颊尖与下颌第一磨牙颊沟咬合不紧密的情况，下颌第一磨牙也会向近中倾斜，随之也会出现上颌第二前磨牙颊尖与下颌第一磨牙和下颌第二前磨牙之间的殆外展隙咬合不密合的情况（图 4-2）。

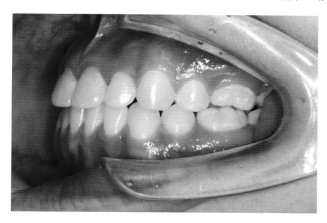

图 4-2　拔牙矫治病例常出现磨牙近中倾斜，导致第一磨牙区咬合不密合

拔除上颌第一前磨牙时，上颌第一磨牙颊管的深度要与第二前磨牙托槽的深度协调一致，即要考虑到上颌第一磨牙的近中边缘嵴和第二前磨牙远中边缘嵴一致性的问题（图 4-3）。因此，粘接上颌第一磨牙颊管时，其颊管近中要与第二前磨牙托槽的深度一致，颊管远中应偏殆方少许。

同样，拔除上颌第二前磨牙时，在粘接托槽和颊管时，同样也要注意边缘嵴一致性问题；同时要注意到上颌第一磨牙容易向近中移动，支抗易丧失问题。故其颊管远中也应偏殆方少许进行粘接。

2. 上颌第二磨牙托槽定位高度往往要小于第一磨牙，以形成一定曲度的补偿曲线（图 4-4）。

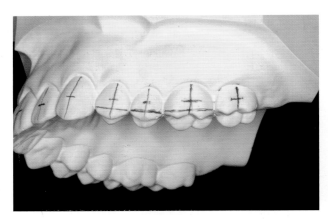

图 4-3　后牙区托槽高度定位

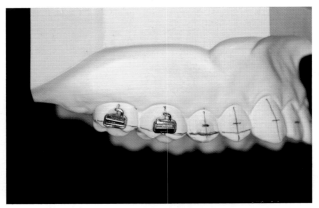

图 4-4　上颌第二磨牙托槽高度定位

3. 非拔牙矫治　按照不同的矫治技术常规粘接颊管即可。

（二）上颌前磨牙托槽的粘接

对于拔牙矫治的病例而言，拔除上颌第一前磨牙的概率较高，此时更多的是考虑第二前磨牙托槽的粘接问题。在粘接高度方面，无需过多考虑它同尖牙的垂直向邻接关系，而是要更多的考虑它与磨牙的邻接关系，避免形成两牙的边缘嵴台阶（图 4-5）。IPDO 矫治技术认为，第一磨牙颊管的粘接高度为 3～3.5mm，故第二前磨牙的托槽高度或与其一致，或略比其深一点儿。

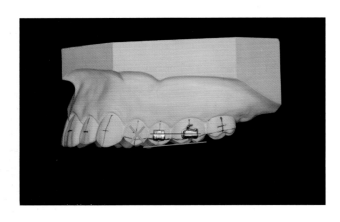

图 4-5　第二前磨牙托槽高度定位

（三）上颌前牙托槽的粘接

1. 如果前牙牙冠萌出正常，则建议以临床冠中心法做托槽粘接，此法通常以中切牙作为基准（图 4-6）。

2. 如果侧切牙为畸形牙，则粘接托槽时，可以偏切端少许定位，以形成良好的邻接关系（图 4-7），无论如何都不要将较小的侧切牙与中切牙"比肩看齐"；否则，下颌行侧前方运动时，下颌尖牙易对上颌侧切牙造成咬合创伤。

3. 对于某些个案，尖牙托槽深度可高于中切牙约 0.5mm，尤其是上颌尖牙（图 4-8）。如果尖牙已经有磨耗，则需要从功能咬合学的角度考虑托槽的定位。

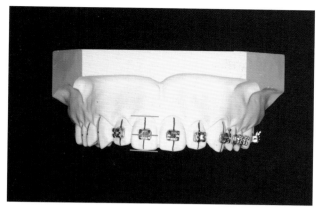

图 4-6　上颌中切牙托槽高度定位

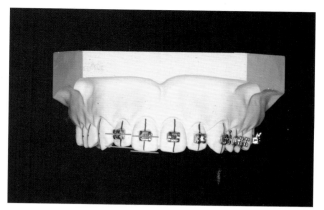

图 4-7　上颌侧切牙托槽高度定位

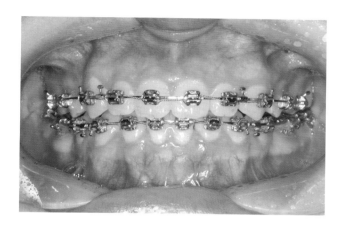

图 4-8　上颌尖牙托槽高度定位

（四）下颌磨牙托槽的粘接

1. 如果拔除下颌第一前磨牙矫治，下颌第一磨牙近中倾斜的趋势较小，颊管槽沟的方向应与近远中颊尖的连线平行（图 4-9）。但是，需要考虑第二前磨牙与第一磨牙边缘嵴一致性问题。

2. 如果拔除下颌第二前磨牙，因为下颌第一前磨牙通常是颊尖大、舌尖小（舌尖一般为颊尖的 1/2 左右），此时通常不需要考虑前磨牙与磨牙之间的边缘嵴一致性问题。如果后牙咬合关系较好，在确定好磨牙颊管粘接高度之后，前磨牙托槽的粘接高度通常是槽沟与颊管主弓管高度一致。但是，在治疗过程中下颌第一磨牙容易向近中倾斜。因此，在粘接颊管时，通常将其近中偏龈方粘接少许，即给予第一磨牙一个远中直立的效果（图 4-10）。

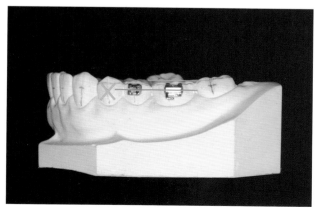

图 4-9　下颌磨牙托槽高度定位

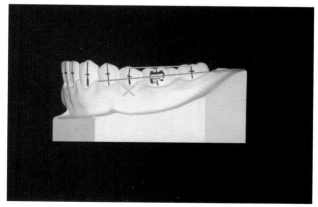

图 4-10　拔除下颌第二前磨牙时，第一磨牙颊管粘接位置要进行适当的调整

在粘接下颌磨牙颊管时，通常高度等于或大于 4mm，这主要是基于避开咬合干扰的考虑，第二磨牙颊管通常与其一个高度，最好两者边缘嵴平齐。有鉴于此，其近中的牙齿托槽高度定位就要比常规矫治技术都深一些。

3. 在非常规拔牙病例中，如果是拔除第一磨牙或者第一磨牙缺失，需要将第二磨牙近中移动来代替第一磨牙时，这时更应注意将颊管近中向龈方粘接少许。

（五）下颌前磨牙托槽定位

如果拔除的是下颌第一前磨牙，并且第二前磨牙与磨牙之间的垂直向邻接关系相对正常，那么下颌第二前磨牙托槽的高度定位则以槽沟和磨牙的主弓管平齐即可（图 4-11）。一般情况下，下颌磨牙颊管的粘接高度为 3.5mm，第二前磨牙的托槽高度定位至 4.0mm 比较适合。

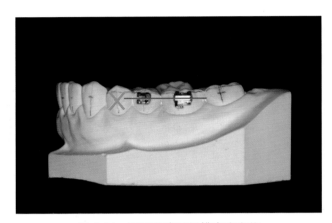

图 4-11　下颌前磨牙托槽高度定位

如果拔除下颌第二前磨牙，通常不考虑前磨牙与磨牙之间的边缘嵴一致性问题，其粘接高度可参考下颌第一磨牙颊管及下颌尖牙托槽的位置。如果下颌磨牙颊管的粘接高度为 3.5mm，则第一前磨牙的托槽高度定位至 4.0～4.5mm 较为适合，但切不可超过下颌尖牙托槽的高度。

（六）下颌前牙托槽定位

如果患者前牙覆𬌗正常或较大，则通常建议粘接高度大于 4mm，否则上颌切牙容易咬到下颌托槽上；下颌尖牙托槽高度通常高于切牙 0.5mm（图 4-12）。但尖牙托槽高度绝不可过多高于切牙，否则在前伸𬌗时，下颌尖牙容易与上颌侧切牙发生早接触，从而致使侧切牙发生𬌗创伤，可引起牙齿松动、牙龈萎缩和牙槽嵴吸收等诸多问题。

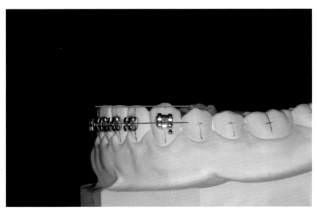

图 4-12　下颌前牙托槽高度定位

三、托槽近远中向定位

1. IPDO 矫治技术通常建议使用 Roth 系列的托槽实施矫治。

2. 如果使用 MBT 系列的托槽，由于托槽设计在尖牙、前磨牙处没有抗旋转处理，则尖牙托槽粘接时，需要将托槽略微偏远中粘接，即在牙冠唇（颊）轴嵴的远中少许，这对于拔牙矫治病例尤其适合，也利于建立尖牙的功能咬合（图 4-13）。对于前磨牙而言，要略偏近中粘接，这本身具有抗旋转的作用（图 4-14）。

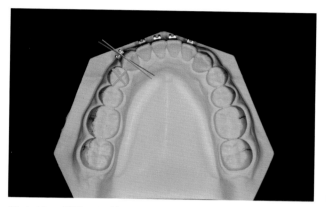

图 4-13　拔除下颌第一前磨牙病例，下颌尖牙托槽近远中向定位

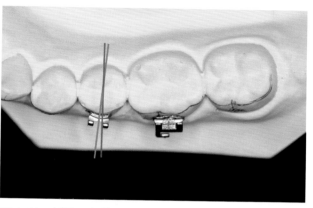

图 4-14　拔除下颌第一前磨牙病例，下颌第二前磨牙托槽近远中向定位（红色线：托槽应粘接位置；绿色线：托槽调整后的位置）

但是，如果使用 Roth 系列的托槽，由于其尖牙、前磨牙托槽本身抗旋转，故其托槽在近远中定位上正好骑跨在唇（颊）轴嵴上即可。

3. 在定位上颌第一磨牙颊管近远中位置时，通常将颊管的中点对着颊沟粘接（图 4-15）。

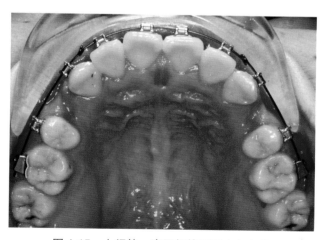

图 4-15　上颌第一磨牙颊管近远中向定位

4. 在定位上颌第二磨牙颊管近远中位置时，由于该牙形态变化较大，有时为了顾及它与第一磨牙的邻接关系，偶尔会将颊管偏近中粘接。

5. 在定位下颌第一磨牙颊管近远中位置时，如果该牙牙冠趋于方形而非菱形或者梭形，则颊管的中点往往对着颊沟粘接；如果牙冠为菱形或者梭形，则颊管置于牙冠的近远中之中点粘接（图 4-16）。如果对准颊沟粘接，可能导致磨牙向近中颊侧扭转（图 4-17）；若在正中粘接，常出现颊管底板与牙面不贴合，这时常需要粘接带环（图 4-18）。

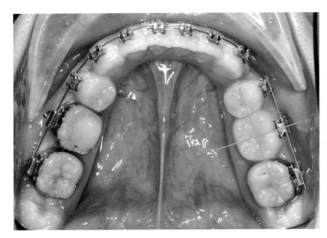

图4-16   下颌第一磨牙颊管近远中向定位

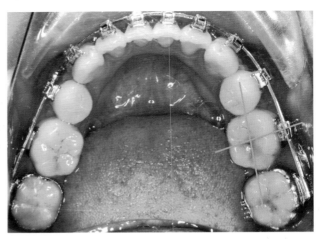

图4-17   颊管位置偏近中,常导致磨牙近中颊侧扭转

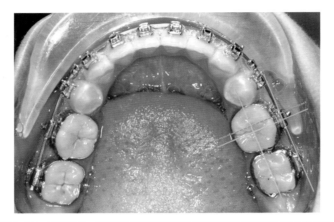

图4-18   下颌第一磨牙粘接带环弥补颊管底板与牙面不贴合问题

6.下颌切牙粘接托槽时,通常居中粘接或者略微偏近中粘接,此法利于牙齿的充分排齐(图4-19)。

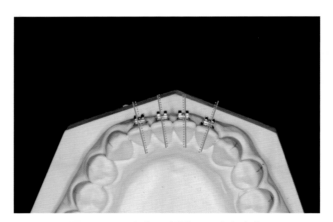

图4-19   下颌切牙托槽近远中向定位

总之,在做托槽近远中向定位时,要充分考虑到牙齿之间的颊舌向邻接关系,要尽可能地做到后牙的中央沟连续并在一条曲线上,从而控制牙齿不发生扭转。

四、托槽轴向定位

1.磨牙颊管的轴向定位前已述及,在此不再赘述。

2. 托槽的轴向定位关乎牙齿长轴倾斜度的问题。

（1）对于上下颌切牙来说，如果切缘平整，则托槽底板的切方边缘应该与切缘平行；如果切缘不平整，则托槽的长轴应该与牙冠长轴平行。

（2）在托槽粘接时，尤其应该注意上颌侧切牙托槽粘接的轴倾问题，由于其切缘通常表现为近中切角锐和远中切角钝，切缘同时又呈半弧形，所以在粘接该牙齿的托槽时应该仔细观察确认其临床冠长轴的走行（图 4-20，图 4-21）。但是 IPDO 矫治技术不赞成将该牙切缘进行修整后再粘接托槽，因为上颌侧切牙如果做了切缘修整，就意味着矫治时会伸长之和远中切角的锐利化，当下颌做前伸运动时，下颌尖牙牙尖就有可能与其早接触，从而造成咬合干扰和上颌侧切牙的咬合创伤，甚至导致咬合紊乱。

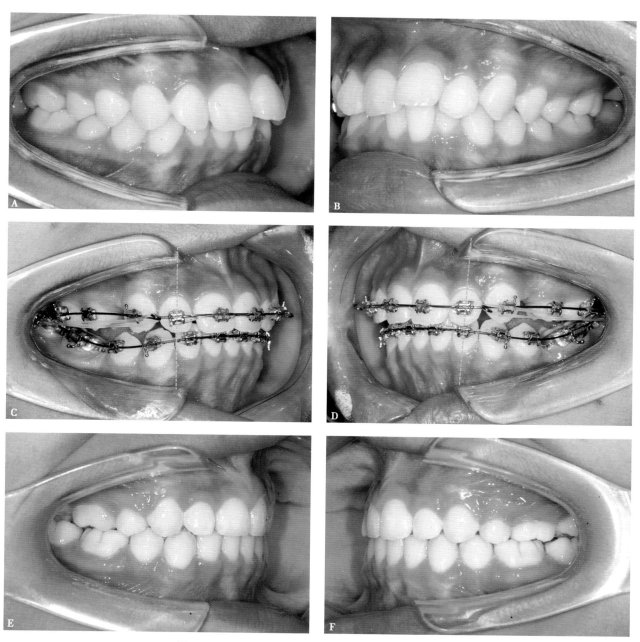

图 4-20　上颌侧切牙形态对托槽粘接的影响（口内像）

A、B. 治疗前上颌侧切牙位置　　C、D. 治疗中上颌侧切牙牙长轴情况　　E、F. 治疗后上颌侧切牙位置

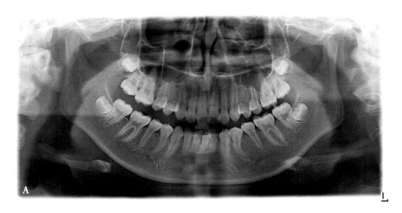

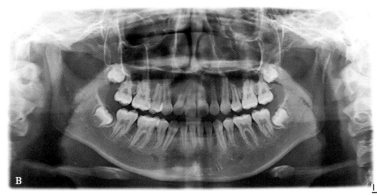

图 4-21   上颌侧切牙形态对托槽粘接
的影响（全景片）
A. 治疗前全景片   B. 治疗后全景片
（右上颌侧切牙牙根偏近中）

（3）尖牙托槽的轴向粘接通常遵循托槽中轴线与牙冠唇轴嵴平行的原则。如果患者计划做上颌前段根尖下截骨术，则上颌尖牙托槽最好选择没有预置轴倾度的方丝弓托槽，这样上颌尖牙的牙根向上颌第二前磨牙牙根倾斜靠拢的情况就会少有发生，也利于骨块切除。

（4）前磨牙的托槽粘接有一定的难度，尤其是上颌第二前磨牙不容易确定其临床冠长轴，所以在牙弓整平排齐之后，最好拍摄全景片观察其轴倾情况。

五、托槽的选择

IPDO 矫治技术除了建议使用 Roth、FACE evolution 托槽之外，还建议避免使用过于迷你的托槽，因为其较难精准定位，只要定位稍有偏差，就往往表现为轴倾控制的失调。另外，也不要刻意地去强调自锁托槽与非自锁托槽的孰优孰劣问题。

总之，托槽定位之理念纷繁复杂，建议读者慎信笃思。

第三节   IPDO 矫治技术弓丝的选择

在直丝弓矫治技术中，弓丝作为口腔正畸牙齿移动的"发动机"，发挥着无可替代的作用。弓丝一般更替顺序为：从细到粗、从圆到方、从软到硬。弓丝种类亦是多种多样，各具特性。不同矫治技术的弓丝序列也不尽相同。弓丝使用序列具有一定的规律。

一、常规弓丝序列

第一根弓丝（启动弓丝）：通常为 0.012″ 或者 0.014″ 镍钛（NiTi）圆丝（图 4-22），也可用 CoNiTi 丝、Bio-Force 丝等。启动弓丝不要力量太强，否则容易伸长某些牙齿，致使咬合间距加大，临床表现为下颌的顺时针旋转等。若是高效弓丝，或使用自锁托槽，弓丝留置时间可加长。

第二根弓丝：使用 0.018″ 镍钛圆丝继续排齐牙齿，对于使用自锁托槽者，某些错位明显的牙齿可辅助结扎丝来充分排齐牙齿。如果使用双丝系统的托槽（3M 的 Smart Clip 托槽、"非凡"的 Bio-Quickt 托槽、Ormco 的 Damon-Q 托槽），也可辅助使用 0.014″ 或者 0.016″ 的 NiTi 辅弓进一步排齐牙齿（图 4-23）。

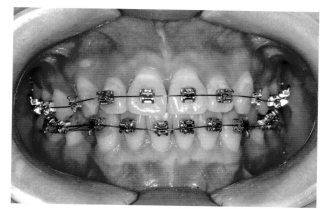

图 4-22　0.014″ 镍钛圆丝排齐牙齿

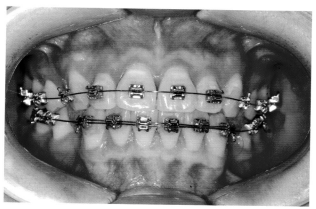

图 4-23　0.016″（上颌）和（或）0.014″（下颌）的镍钛辅弓排齐牙齿

第三根弓丝：在使用圆丝排齐阶段，最好能将扭转的牙齿纠正过来，此时即可更换方形弓丝。通常更换成 0.019″×0.025″ 的 NiTi 方丝或者 0.018″×0.025″ 的 NiTi 方丝（图 4-24）。更换粗方形弓丝的目的是表达托槽的轴倾和转矩，使得托槽槽沟平直化，即尽量减少弓丝与槽沟之间的三个"自锁角"。当使用 Damon-Q 托槽时，第二或者第三根弓丝可使用 0.014″×0.025″CoNiTi 方丝或者 0.016″×0.025″CoNiTi 方丝；当使用主动自锁托槽时，弓丝的使用一定要循序渐进，不可跳跃式使用弓丝，否则牙齿的精细排齐效果差。如果牙齿本身排列的相对整齐或者不太需要牙齿表达转矩，可以使用 0.018″ 或者 0.020″ 的澳丝进一步排齐。

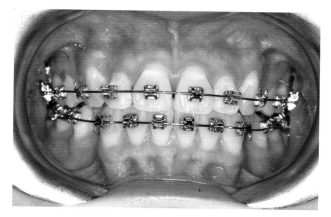

图 4-24　0.019″×0.025″ 的 NiTi 方丝或者 0.018″×0.025″ 的 NiTi 方丝排齐牙齿

第四根弓丝：通常使用 0.019″×0.025″ 的不锈钢丝（SS），主要用于关闭拔牙间隙（图 4-25）。对于 MBT 系列的托槽而言，通常使用 0.019″×0.025″ 的 SS 平直弓丝关闭拔牙间隙，同时也进一步整平牙列。如果使用 Roth 系列的托槽，第四根弓丝通常使用 0.019″×0.025″ 的双钥匙曲 SS，这种弓丝可调整性强，既可以用滑动法关闭间隙，也可用闭隙曲法关闭间隙，同时又可以对前牙做很好的转矩控制，有时也可酌情使用 0.021″×0.025″ 的双钥匙曲 SS（详见本章第四节）。

第五根弓丝：它是精细调整阶段使用的弓丝。可以使用细的 NiTi 丝或者 0.016″SS，也可使用方形麻花丝，同时可以配合使用颌间短距垂直弹力牵引或者斜行弹力牵引等（图 4-26）。

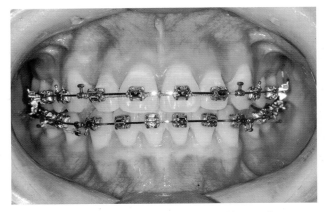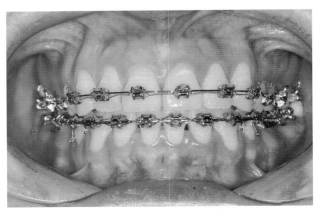

图 4-25　0.019″×0.025″SS 关闭拔牙间隙　　　　　　图 4-26　上颌使用 0.016″SS 进行精细调整

二、个性化弓丝序列

常规弓丝序列可适用于多数常规病例，对于少数特殊病例或者矫治过程中的特殊阶段还需要根据患者客观情况使用个性化弓丝，如需要较多地表达前牙唇向转矩者，可使用前牙区预成 20° 正转矩的 NiTi 弓丝；矫治后期需要部分牙位处于被动状态者，可将该区位弓丝进行电解处理，以减小该区弓丝尺寸（图 4-27）。

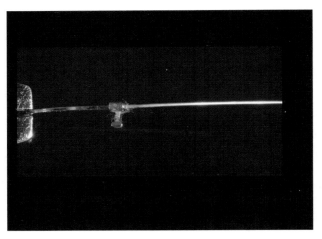

图 4-27　尖牙远中弓丝进行电解处理，使之变细

第四节　IPDO 矫治技术的支抗控制

在口腔正畸矫治过程中，任何施加于矫治牙，使其移动的力必然同时产生一个方向相反、大小相等的力，能抵抗矫治力反作用力的结构称为"支抗"。这些结构可以是牙齿、牙弓、口唇肌肉或骨骼，其中将牙齿作为支抗体尤为常见。如果没有良好的支抗控制，就会导致支抗牙发生不需要的移动，进而影响最终的矫治效果。临床矫治中出现的绝大多数问题均与支抗控制有关，这就需要在矫治过程中对支抗进行有效的控制，以利于牙齿向目标位置移动来完成矫治，从一定程度上来说，支抗控制是口腔正畸治疗成败的关键。

支抗可分为颌内支抗、颌间支抗及颌外支抗。矫治牙与支抗牙在同一牙弓内，称为颌内支抗；矫治牙与支抗牙不在同一牙弓内，称为颌间支抗，例如Ⅱ类牵引、Ⅲ类牵引；支抗部位在口外，则称为颌外支抗，例如头帽 -J 钩、前方牵引装置等。各种支抗类型各有其优缺点。在颌内支抗中，以牙齿作为支抗常无法满足临床需求，容易导致支抗丧失，临床上常表现为拔牙间隙的丧失。颌间支抗容易引起颌位的不稳定、假性咬合关系和下颌骨的不利旋转等，从而影响矫治的美学效果及稳定性。而颌外支抗需要患者良好的配合，主动权掌握在患者手里，增加了矫治的不确定性。

一、颌内支抗控制

（一）拔牙位置与支抗控制

在矫治设计时，应根据患者错𬌗的类型及其自身条件，做出有利于支抗控制的设计。拔牙位置影响支抗控制，如果希望前牙尽量内收，拔牙位置需相对靠前；如果不需要前牙内收太多，拔牙位置则可适当靠后（图 4-28）。

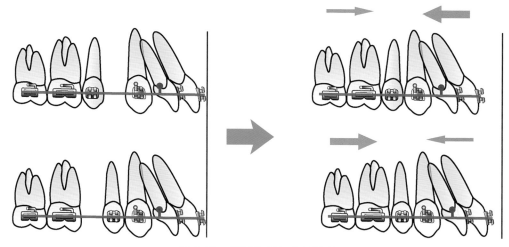

图 4-28　拔牙位置与支抗控制

当拔除上颌第一前磨牙时，有利于上颌前牙内收；若拔除上颌第二前磨牙，上颌前牙的内收有限，而后牙前移明显。

对于磨牙关系明显偏远中且下颌骨生长潜力较小的患者，如果希望将磨牙关系矫治为中性关系，那么可选择拔除上颌第一前磨牙和下颌第二前磨牙（图 4-29）。如果选择拔除上、下颌第一前磨牙，而且希望将磨牙关系矫治成中性关系，那么上颌磨牙就需要强支抗，或者下颌选择较强的前牙支抗，使下颌磨牙有较多量的近中移动或者辅助颌间Ⅱ类牵引来获得磨牙的中性关系，这种设计显然不利于下颌磨牙的支抗控制，稍不注意支抗的控制就会导致磨牙关系无法达到中性关系。对于牙列严重拥挤的患者来说，应该选择拔除靠近拥挤部位的前磨牙。如果患者的上颌明显前突，理应选择拔除上颌第一前磨牙；如果拔除第二前磨牙，就需要强支抗控制上颌磨牙。

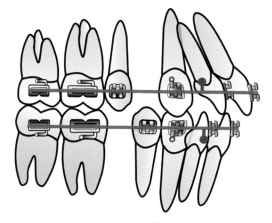

图 4-29　安氏Ⅱ类错𬌗拔牙模式

对于磨牙关系明显偏远中且下颌骨没有很大生长潜力的患者而言，如果希望侧方牙达到一牙对二牙的关系，可选择拔除上颌第一前磨牙和下颌第二前磨牙来实施矫治。

（二）弓丝的处理

在滑动法关闭间隙内收前牙时，常需要对前牙转矩进行适当控制，同时又需要克服后牙的摩擦力。为了能同时达到上述效果，可以使用 0.021″× 0.028″SS，同时将尖牙远中的弓丝放入电解槽中进行电解处理，使尖牙远中弓丝变细。经过处理的弓丝（图 4-30），在前牙区为 0.021″× 0.028″SS 的全尺寸弓丝，有利于前牙转矩的控制，而尖牙远中段弓丝与托槽间的摩擦力将大幅度减小。如果再结合微种植体支抗对牙列进行矢状向控制，则其矫治效果会更佳，否则会造成较大的磨牙支抗丧失。

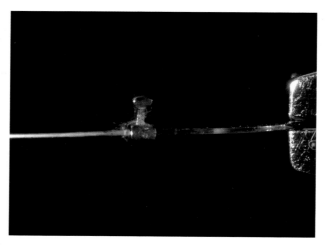

图 4-30   0.021″× 0.028″SS，其尖牙远中段的弓丝进行了电解研细

（三）双钥匙曲与支抗控制

成品的双钥匙曲弓丝由四个"钥匙"形的曲组成，分别位于双侧尖牙的近远中，有不同的型号与尺寸，以适应不同的牙弓大小及用途（图 4-31）。临床上，通常根据尖牙之间的长度选择双钥匙曲弓丝的型号，当然也可自行弯制双钥匙曲弓丝。

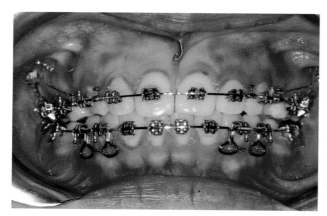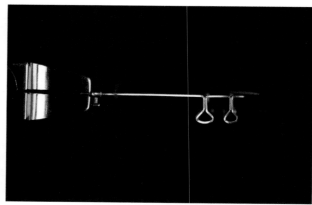

图 4-31   双钥匙曲的组成——四个"钥匙"形的曲

当将近远中曲靠近结扎时，作用力主要集中在前牙区，类似一个摇椅形弓丝，同时给切牙段一个正转矩，在内收前牙时可控制切牙转矩。由于加大了切牙转矩，前牙有唇倾的趋势。在关闭拔牙间隙时，如果我们想前移后牙，就可以利用切牙唇倾的趋势来增加前牙支抗，利于后牙前移（图 4-32）。这样的处理对前牙还有一定的压低作用，有利于前牙咬合的打开，可适用于前牙深覆𬌗的病例。

当结扎近远中曲时,作用力主要集中在前牙区,且对切牙段有一个正转矩作用,这根弓丝也类似于一个摇椅形弓丝(图 4-33)。

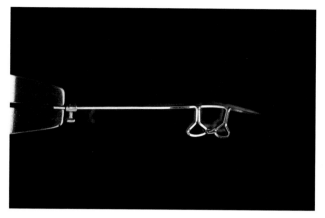

图 4-32　双钥匙曲的加力方式之一

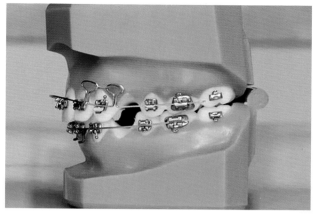

图 4-33　双钥匙曲加力口内观

当将近远中曲靠近结扎时,还会对双侧尖牙有向近中倾斜的作用,也发挥了类似于 Begg 技术原理的"尖牙制动"作用,从而形成尖牙支抗预备,有利于后牙的近中移动。总的来说,正确使用好双钥匙曲可以增加前牙支抗(图 4-34,图 4-35)。

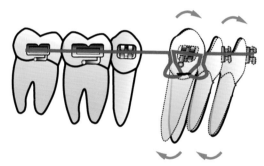

图 4-34　当将近远中曲靠近结扎时,切牙有唇倾的趋势,双侧尖牙牙冠有向近中倾斜的趋势

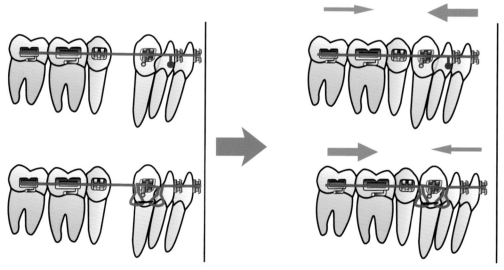

图 4-35　当将近远中曲靠近结扎时,由于切牙的唇倾和双侧尖牙牙冠有向近中倾斜的趋势,故增强了前牙的支抗,使得后牙有较多量的近中移动

当我们需要后牙前移较多时，可以使用 0.019″×0.025″SS、0.020″×0.025″SS 及 0.021″×0.025″SS 弯制的双钥匙曲，并将尖牙远端的弓丝进行电解研细。这样既有利于增加前牙的支抗，又有利于后牙的近中移动。

（四）微种植体与支抗控制

增强口腔正畸支抗的方法有口外弓、J钩、Nance弓、横腭杆等，这些常规的增强支抗的方法有时无法完全满足临床需求，而微种植体支抗解决了口腔正畸治疗中的许多难题，拓宽了口腔正畸设计的领域。微种植体支抗（MIA）具有植入术式简单，临床效果好和无需患者合作的优点。

用于支抗的微种植体规格一般为直径1.5~2.0mm、长度8~12mm。

微种植体植入部位及种植体的选择：

1. 上颌第一磨牙与第二前磨牙颊侧根间区域 该区域是植入微种植体的较佳位置，是内收上颌前牙与压低上颌磨牙的最佳选择。在距牙槽嵴顶5~7mm处，两牙根间距离约为3mm，因此推荐在此区域植入直径为1.5~2.0mm、长度为10~12mm的微种植体（图4-36）。

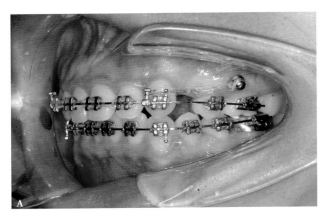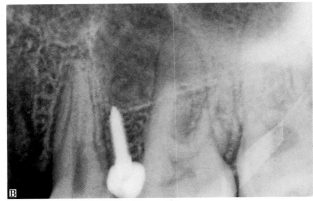

图4-36 上颌第一磨牙与第二前磨牙颊侧根间区域植入微种植体
A. 口内照片 B. X线片

2. 上颌第一磨牙与第二磨牙颊侧根间区域 当在上颌第一磨牙与第二前磨牙颊侧根间区域植入微种植体失败时，此时如果仍然需要增强支抗内收上颌前牙，或者需要压低上颌磨牙时，也可以考虑在上颌第一磨牙与第二磨牙颊侧根间区域植入微种植体。

由于该区域牙根之间的距离较上颌第一磨牙与第二前磨牙之间的区域窄，同时上颌第二磨牙的牙根常向近中倾斜。因此在植入前需要通过X线片进行评估，以避免植入时误伤牙根。如果根间距离实在太小，可以通过牙弓整平来获得足够的植入间隙。推荐在此区域植入直径为1.5mm、长度为10mm的微种植体（图4-37）。

3. 颧牙槽嵴区域（颊棚区） 在该区域植入微种植体的目的在于整体远中移动上颌牙列，以此纠正Ⅱ类磨牙关系。同时也可以与腭侧的微种植体联合使用，压低伸长的磨牙。推荐在此区域植入直径为2.0mm、长度为10~12mm的微种植体（图4-38）。

4. 上颌中切牙牙根尖区域 主要用于压低上颌前牙。由于上颌前牙的牙根间距窄，前牙唇倾时尤其明显。因此，在上颌前牙牙根间区域植入微种植体的难度较大，也可以考虑在上颌前牙根尖区域植入，但要预留出压低牙齿所需移动的空间。由于微种植体易被软组织包埋，所以通常采取封闭式牵引。推荐植入直径为2.0mm、长度为10mm的微种植体（图4-39）。

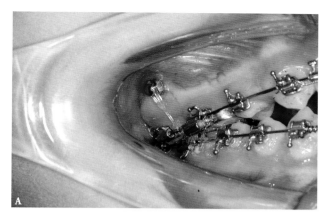
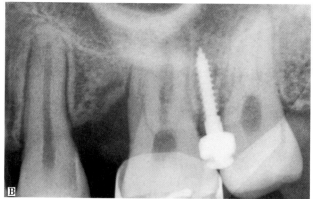

图 4-37 上颌第一磨牙与第二磨牙颊侧根间区域植入微种植体
A. 口内照片 B. X 线片

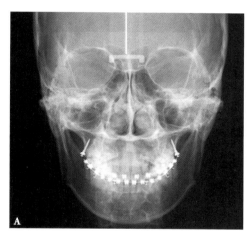
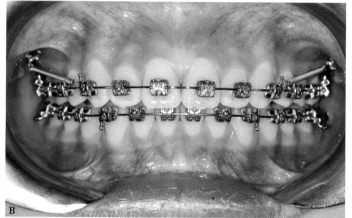

图 4-38 颧牙槽嵴区域植入微种植体
A. X 线片 B. 口内照片

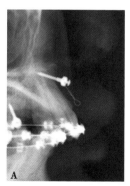
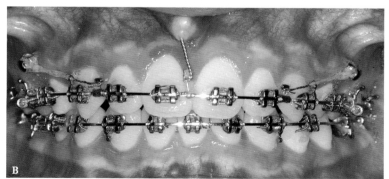

图 4-39 上颌中切牙牙根尖区域植入微种植体
A. X 线片 B. 口内照片

5. 腭中缝区域　腭部无重要的解剖结构,利于微种植体的植入。腭中缝区域的骨质比较致密,可获得种植体良好的稳定性。但是,青少年患者腭中缝还没有完全骨化,常需在距腭中缝 2～4mm 处植入微种植体。由于腭部骨质厚度变化较大,植入时需要小心为之。最好在植入前通过 CBCT 来了解腭骨的解剖结构,以利于精准植入。

在该区域植入微种植体的目的是压低上颌磨牙、远移上颌磨牙等。推荐植入直径为2.0mm、长度为8mm的微种植体(图4-40)。

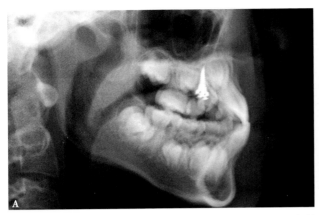
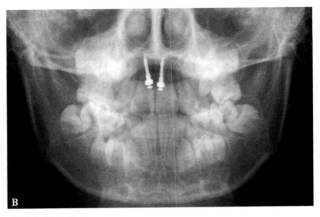

图4-40　腭中缝区域植入微种植体
A. X线头影侧位片　B. X线头影正位片

6. 下颌磨牙颊侧根间区域　下颌第一磨牙与第二磨牙之间颊侧皮质骨质地较好,牙根间距离也较为理想。微种植体在此区间植入后主要用于前牙后移,也可用于磨牙远中移动、下颌第一磨牙的压低及颊向移动。若该区域植入条件不够理想,则可考虑在下颌第一磨牙与第二前磨牙牙根间植入直径为1.5mm、长度为10mm的微种植体(图4-41)。

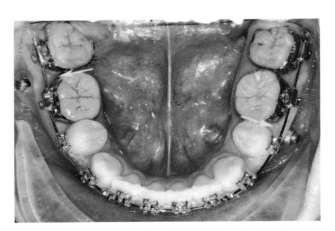

图4-41　下颌磨牙颊侧根间区域植入微种植体

（五）横腭杆与支抗控制

横腭杆通常使用0.9~1.2mm的不锈钢丝弯制,利用磨牙带环将上颌双侧第一磨牙和(或)第二磨牙横向连接构成相对较强的支抗装置。一般情况下,横腭杆通常离开腭部黏膜3~5mm。如果在上颌制作悬空式横腭杆(或称主动式横腭杆),横腭杆离开腭部黏膜需大于8mm(图4-42,图4-43)。由于舌肌的力量作用于横腭杆,所以对支抗牙具有压低作用,同时也增强了支抗牙的矢状向支抗。如果使用的是插销式横腭杆,还可以调整磨牙间距和转矩,借此也可增强支抗。此外,横腭杆还能保持磨牙间的宽度,可用于做颌间交互牵引以矫正锁𬌗或反𬌗的磨牙。横腭杆在关闭拔牙间隙时可较好地发挥作用,其不同于Nance弓或舌弓在关闭间隙时需要去除。

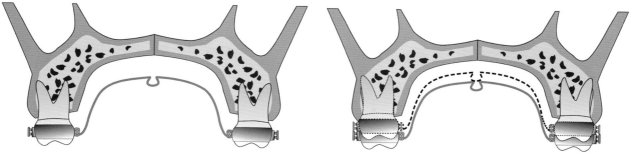

图 4-42　悬空式横腭杆离开腭部黏膜需大于 8mm　　　图 4-43　主动式横腭杆对磨牙的压低作用

　　主动式横腭杆虽然具有压低磨牙的效果，但是常引起舌背的压痕与溃疡（图 4-44）。为了减轻其不良反应，可以在 U 字形曲处制作自凝树脂承力托。

　　如果我们需要后牙段整体压低，需制作双横腭杆，即在上颌第一磨牙与第二磨牙区域分别制作主动式横腭杆（图 4-45）。

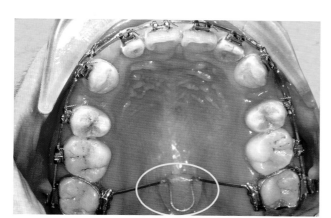

图 4-44　使用用自凝树脂承力托减轻舌背的不良反应

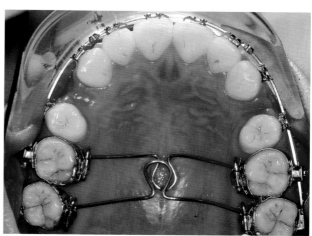

图 4-45　双横腭杆

二、颌外支抗控制

　　利用口外力增强支抗，如果患者积极配合，使用得当，口外支抗也是一种有效的增强支抗的措施。口外支抗的疗效与患者的合作程度密切相关。口外支抗系统包括口外弓和 J 钩等。口外弓作用于上颌牙弓，可以增强后牙支抗，推磨牙向远中。对处于生长发育期的患者，还能起到抑制上颌生长的作用。对于垂直向需要严格控制的患者也应尽早使用口外弓。

（一）J 钩

　　J 钩以顶骨或颈部作为支抗，J 钩可钩挂在主弓丝的牵引钩上，通常位于侧切牙远中，也可直接挂在移动牙近中的主弓丝上，J 钩的施力点主要是在牙弓的前部，其作用表现在矢状方向和垂直方向的控制。J 钩大幅度内收前牙的同时，可有效地保护后牙支抗，由于其加力方向更接近于前牙的抗力中心，从而在某种程度上避免了前牙内收时容易出现的牙冠舌倾及覆𬌗加深的情况。

　　临床常采用高位牵引 J 钩，它可起到压低上颌前部牙槽骨及上颌前牙的作用，同时，向后的作用力可远中移动尖牙或前磨牙及内收前牙。其施力点在牙弓前部。当远中移动尖牙或前磨牙时，将 J 钩直接钩挂在移动牙近中的主弓丝上或托槽的牵引钩上；在内收切牙时，将 J 钩挂在侧切牙远中主弓丝的牵引钩上；在需要加强磨牙支抗时，可在磨牙颊管的近中制作阻挡装置或弓丝上插入螺旋弹簧，便于向磨牙施加向远中的力量。

临床上打开咬合的方法有多种，其原理是升高后牙，压低前牙。若是高角型病例也采用这种方法，则易增大下颌平面角，引起下颌的顺时针旋转，使患者的面型变长。J 钩只对前牙有压低作用，不会升高后牙，所以适用于高角型深覆𬌗病例。故高角型患者在矫治深覆𬌗时，要尽量采用压低前牙的方法，避免升高后牙。尤其是口内支抗不足而需要加强支抗者，利用 J 钩关闭拔牙间隙可以很好地保护口内支抗；J 钩在压低前牙的同时还可以内收前牙，这样就能缩短疗程。

利用 J 钩压低切牙，既不影响后牙支抗，又能将切牙压低，不失为一个较好的选择方法。与口外弓相比，使用 J 钩也比较安全。

（二）Asher 面弓牵引与支抗控制

Asher 面弓通常配合双钥匙曲使用，它既可以对上颌前牙进行矢状向和垂直向控制，也可以对切牙进行转矩控制（图 4-46）。IPDO 矫治技术通常不建议将它用于下颌前牙的支抗控制，因为下颌切牙很少需要多量的内收，而且骨骼型也不允许其多量内收，通常是原位排齐，"植立"于牙槽基骨之中即可。

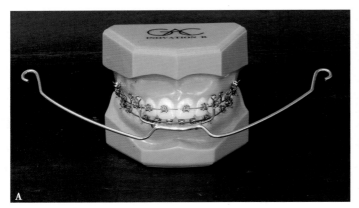
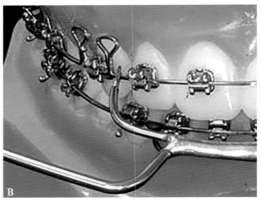

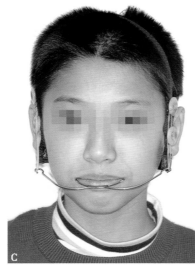
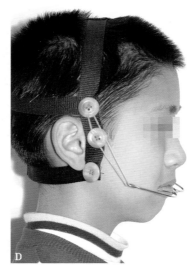

图 4-46   Asher 面弓牵引

A、B. 模型展示 Asher 面弓牵引   C. 患者配戴 Asher 面弓牵引正面像   D. 患者配戴 Asher 面弓牵引侧面像

（陈建明   兰泽栋）

第五章

IPDO 矫治技术病例展示

病例一 具有生长潜能的安氏Ⅲ类错𬌗矫治

一、病例资料

××，男，13岁。

主诉：上颌"哨牙"，要求治疗。

现病史及既往史：幼年时11有外伤史，于他院就诊拍X线片检查，未查及牙髓、牙周异常，否认全身系统疾病，无偏侧咀嚼等不良习惯。

家族史：亲属无类似畸形。

常规面部检查：开唇露齿，上唇唇缘线呈弧形，笑线过高，"直面型"侧貌。

常规口腔检查：恒牙列，上颌牙列Ⅰ°拥挤，双侧磨牙近中错𬌗，偏近中约1mm，13偏远中约2mm，23偏远中约1mm。前牙深覆盖Ⅱ°、深覆𬌗Ⅱ°，11外翻、叩痛（－）、探痛（－）、松动（－），下颌牙列中线左偏约1mm。

常规颞下颌关节检查：开口度、开口型基本正常，闭口末双侧关节弹响。

二、IPDO 检查与分析

（一）面部检查

1. 面部正侧面像（图5-1，图5-2）

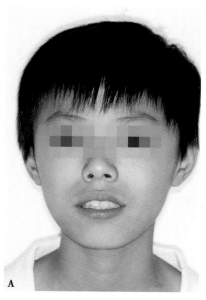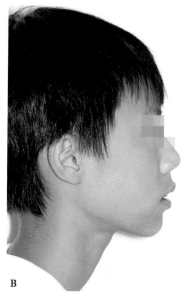

A　　**B**

图5-1　治疗前患者正侧面像
A. 正面像　B. 侧面像

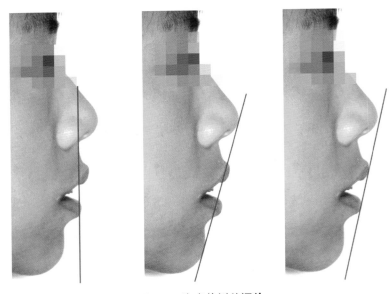

图 5-2　治疗前侧貌评价

2. 面部比例　面下 1/3 过高（图 5-3）。

3. 笑线　开唇露齿，人中短，上唇外翻，可能是上颌切牙唇向倾斜所致（图 5-4）。

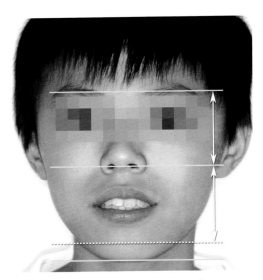

图 5-3　治疗前面下 1/3 评价

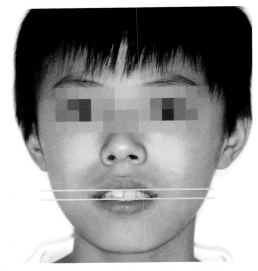

图 5-4　治疗前上颌前牙暴露量评价

4. 上唇唇缘线走行　上唇唇缘线呈弧形，通常见于上颌切牙唇向倾斜患者，即所谓"大哨牙"患者，常伴有上唇外翻和人中短缩（图 5-5）。内收、直立、压低上颌切牙对这类唇形改善作用大。

5. 颧颊线　颧颊线不够丰隆，预示患者面中 1/3 可能发育不足（图 5-6）。

6. 鼻部比例、鼻唇角及上唇轮廓线　鼻尖较短并朝前上方向，鼻孔轻度外露。上唇人中线较平直且不唇倾，预示着矫治后上唇侧貌预后较好（图 5-7）。

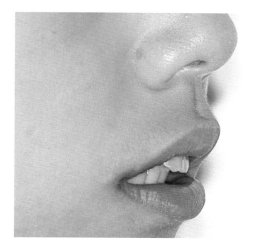
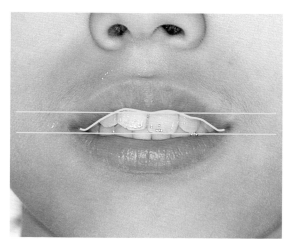

图 5-5　治疗前患者上唇唇缘线走行情况

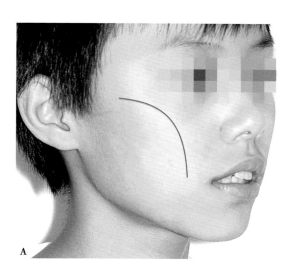
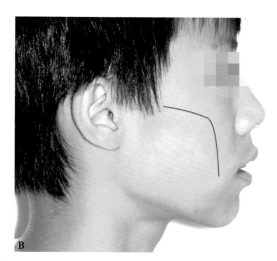

图 5-6　患者颧颊线评价

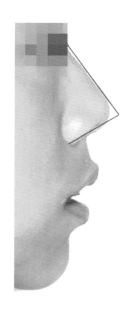
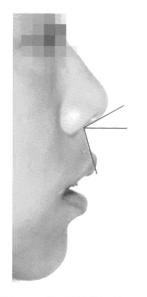
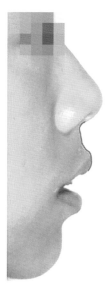

图 5-7　鼻、唇结构评价

（二）口内检查

1. 口内正侧面像（图 5-8）　侧方牙基本是一牙对二牙的关系，磨牙关系稍偏近中，尖牙远中关系，前牙深覆盖，深覆𬌗。11 外翻兼唇向倾斜，该牙曾有外伤史，在矫治中可能会发生牙髓坏死以及牙根尖吸收等问题。全口牙齿龈缘线走行基本正常，无明显的牙龈红肿等。上下颌切牙牙根唇侧组织较薄，牙根较膨隆，近前庭沟处组织塌陷，预示着直立及内收上下颌前牙后将获得较好的侧貌改善效果。

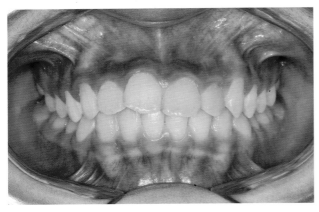

图 5-8　口内正侧面像

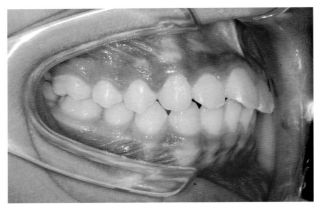
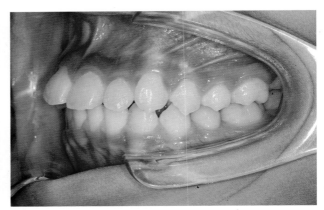

2. 口内𬌗面像、前牙侧位像（图 5-9～图 5-11）　图 5-9A 和图 5-9B 显示黄线等长，下颌磨牙轻度舌向倾斜，故上下颌牙弓宽度不调。上下颌牙弓呈卵圆形。个别牙齿扭转，牙齿邻接关系不良。图 5-9C 显示前牙深覆盖，深覆𬌗。

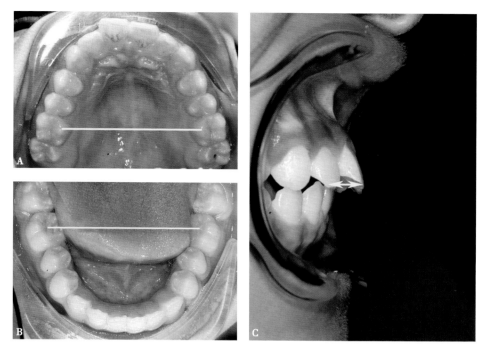

图 5-9　口内𬌗面像及前牙侧位像
A. 口内上颌𬌗面像　B. 口内下颌𬌗面像　C. 前牙侧位像

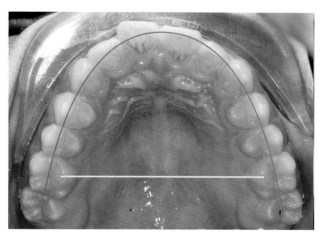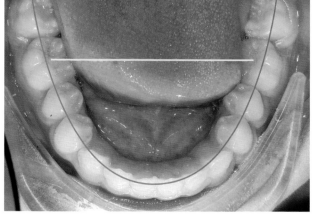

图 5-10　上下颌后牙牙弓宽度匹配情况

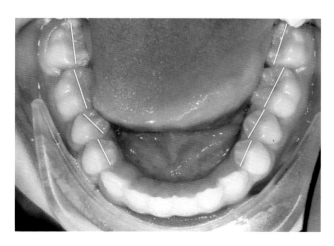

图 5-11　下颌后牙牙齿的扭转情况

（三）辅助检查

1. **全口牙位曲面体层X线片（全景片）检查（图 5-12）** 18 及 38、48 牙胚存在，28 牙胚不明显，牙槽骨未见明显异常，左右颌骨体基本对称；左侧髁突较小、右侧髁突稍大，致使左右下颌升支高度不一致。上下颌切牙的牙根平行性不足，牙根稍显聚拢，提示上下颌切牙区基骨发育一般。左右角前切迹不明显，也无下颌角区骨结节或者骨膨隆，预示升颌肌群肌力较正常。

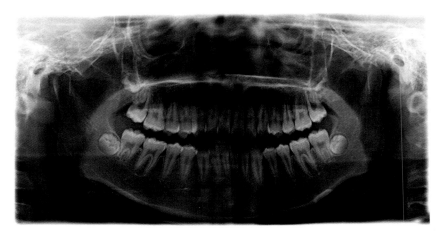

图 5-12　治疗前全景片

2. **X线头影侧位片检查及分析**

（1）X线头影测量分析（表5-1～表5-3）

1）N-S-Ar 为 131.3°，提示关节窝靠后；S-Ar-Go 为 149.3°，提示下颌升支没有后下旋转；Ar-Go-Me 为 119.5°，提示下颌角稍稍开大；N-Go-Me 为 77.0°，提示下颌角开大；SUM 为 400.1°。综合提示该患者属于开张性骨骼生长型。

表 5-1　104 名长春市正常殆儿童 X 线头影骨性分析测量值（ Jarabak 分析法 ）

测量项目	男	女	t 值	P 值
N-S-Ar	123.98°±7.38°	124.53°±4.76°	0.43	0.67
S-Ar-Go	150.02°±6.11°	148.94°±6.96°	0.82	0.41
Ar-Go-Me	118.21°±5.86°	120.56°±6.10°	1.96	0.05
SUM	392.21°±5.88°	394.03°±4.77°	1.74	0.09
Ar-Go-N	43.93°±3.90°	45.19°±4.09°	1.58	0.12
N-Go-Me	74.29°±3.81°	75.37°±3.70°	1.45	0.15
S-Ar	40.36±3.50mm	36.61±4.07mm	4.87	0.00*
Ar-Go	51.76±4.85mm	49.26±5.00mm	2.54	0.01*
S-N	68.26±3.37mm	66.16±3.47mm	3.06	0.00*
Go-Me	74.21±4.96mm	71.37±4.54mm	3.02	0.00*
S-Go	89.14±5.41mm	82.34±5.69mm	6.10	0.00*
N-Me	129.90±5.89mm	123.06±5.55mm	6.02	0.00*
S-Go/N-Me	69%±3.5%	67%±4%	2.03	0.04*

*$P \ll 0.05$：差别有统计学意义

2）静态测量 ANB 为 3.4°，如果谋得下颌的逆时针旋转，ANB 就有减小的可能性，也就预示着侧貌改善明显。

3）S-N 为 57.14mm、Go-Me 为 64.68mm，两者差值稍大，提示患者可能有较多的下颌生长。

4）S-Go/N-Me 为 0.60，提示患者为开张性骨骼生长型。

5）U1-PP 为 120.9°、U1-OP 为 48.5°，提示上颌切牙唇向倾斜。

6）L1-MP 为 94.1°、L1-OP 为 69.6°，提示下颌切牙比较直立。

表 5-2　病例一 X 线头影测量——Jarabak 测量项目分析

Jarabak 测量项目	标准值（男）	治疗前
N-S-Ar（°）	123.98°±7.38°	131.3°
S-Ar-Go（°）	150.02°±6.11°	149.3°
Ar-Go-Me（°）	118.21°±5.86°	119.5°
SUM（°）	392.21°±5.88°	400.1°
Ar-Go-N	43.93°±3.90°	42.5°
N-Go-Me	74.29°±3.81°	77.0°
S-Ar	40.36±3.50mm	31.98mm
Ar-Go	51.76±4.85mm	41.37mm
S-N	68.26±3.37mm	57.14mm
Go-Me	74.21±4.96mm	64.68mm
S-Go	89.14±5.41mm	67.72mm
N-Me	129.90±5.89mm	112.27mm
S-Go/N-Me	69%±3.5%	0.60

表 5-3　病例一 X 线头影测量其他测量项目分析

其他测量项目	标准值（男）	治疗前
SNA	82.09°±3.52°	76.9°
SNB	79.74°±2.77°	73.5°
ANB	2.36°±2.17°	3.4°
U1-PP	108.76°±4.79°	120.9°
U1-OP	54.4°±6.45°	48.5°
L1-MP	99.16°±6.18°	94.1°
L1-OP	66.06°±5.90°	69.6°
McNamara line-A（mm）	−0.69±3.18mm	−2.44mm
McNamara line-Pog（mm）	−4.25±5.95mm	−8.07mm

当个体存在 CRP-ICP 不调时，如果个体是在 CRP 下拍摄的 X 线头影侧位片，由于上下颌存在开张趋势和下颌的后下旋转趋势，所以他的面下 1/3 就会变长，所测得的面部高度值需要再评价。

7）唇齿关系异常，上下颌切牙唇向倾斜，下颌切牙未"植立"于牙槽基骨之中。如图 5-13 所示，如果能建立起上下颌切牙的正常咬合关系，对唇形改善就会有一定的帮助。

在做病例分析时，最好能够获得自然头位、ICP、唇放松位，或者获得自然头位、下颌姿势位、唇放松位，亦或是自然头位、CRP、唇放松位下的 X 线头影侧位片，然后做牙齿、骨骼以及唇的轮廓描图。如果唇齿关系不是图 5-13 右侧正常唇齿关系示意图的状态，那么就需要在头脑中构想如何通过口腔正畸或者口腔正畸 - 正颌的手段来达到正常的唇齿关系，这个手段实施的过程，就是你的口腔正畸路线。

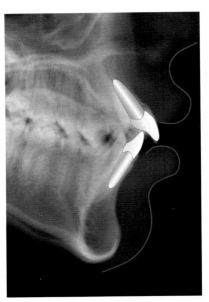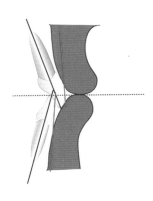

图 5-13 治疗前的唇齿关系

（2）咬合平面：上颌分为前牙区咬合平面和后牙区咬合平面，前者较平缓，后者较陡峭（图 5-14）。后牙有比较充足的生理性支抗储备。可以试图通过咬合平面的改变来旋转下颌，通常期待下颌有一个逆时针的旋转。

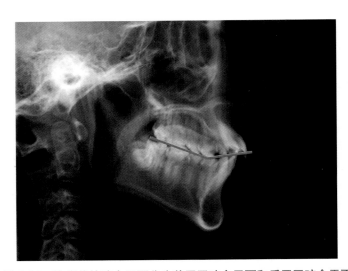

图 5-14 治疗前的咬合平面分为前牙区咬合平面和后牙区咬合平面

三、诊断

下颌后下旋转；咬合平面不一致；后牙区咬合平面陡峭；上颌切牙唇倾；Ⅲ类骨面型生长倾向；下颌切牙唇倾；牙型与骨骼型不一致；鼻唇颏关系不协调；面中份发育不足；颞下颌关节紊乱病（TMD）；咬合功能障碍。

四、矫治设计与矫治计划

（一）矫治理念

如果遵从 IPDO 矫治技术的理念，那么应该考虑以下三个因素：建立前牙的正常关系和良好的咬合力学架构，下颌切牙应该"植立"于牙槽基骨之中，同时谋求下颌的逆时针旋转以使下颌切牙的唇面倾斜角度趋于正常；髁突通过口腔正畸治疗稳定在一个可重复的位置，力求使颞下颌关节形态、结构、功能趋于正常；后牙建立一牙对二牙的关系，尽可能多地建立正中止点，以获得咬合的稳定性（图 5-15）。

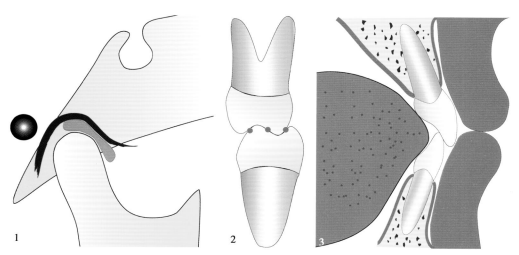

图 5-15　IPDO 矫治技术的理念应该考虑的三个因素：颌位、后牙关系、前牙唇齿关系

（二）矫治设计

1. 矫治设计思路

（1）力求达到图 5-15 所示的上下颌前牙正常的咬合关系和良好的力学架构以及良好的唇齿关系。

（2）下颌切牙牙根"植立"于牙槽基骨之中。下颌切牙唇面仍然可少许唇向倾斜，可试图通过下颌骨的逆时针旋转来改变之。上下颌切牙处于对刃状态。

（3）上颌咬合平面与理想的咬合平面重叠，上颌切牙牙根"植立"于牙槽基骨之中。

（4）谋求下颌的逆时针旋转。

2. IPDO 矫治设计　如果判断上下颌骨的矢状向关系相对正常，那么就以 MIP 作为口腔正畸导航系统的起点，即将下颌切牙"植立"于牙槽基骨之中，再通过下颌的逆时针旋转来适当调整下颌切牙唇面的倾斜度。在下颌切牙位置相对确定的情况下，再去试图通过调整上颌切牙来建立上下颌切牙的正常关系和良好的咬合力学架构，从而获得良好的唇齿关系（图 5-16）。

（三）矫治计划

拔除上颌第一前磨牙和下颌第二前磨牙；双钥匙曲控制上颌前牙的唇倾度；Asher 面弓进行上颌前牙的垂直向控制并内收前牙；下颌切牙"植立"于牙槽基骨之中；不使用颌间Ⅱ类弹力牵引。

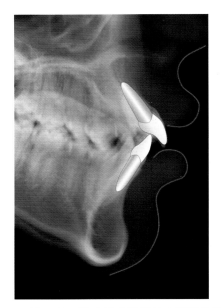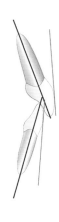

图 5-16　治疗后应达到的上下颌前牙位置关系及唇齿关系

五、矫治过程

（一）矫治 11 个月时的口内像（图 5-17，图 5-18）

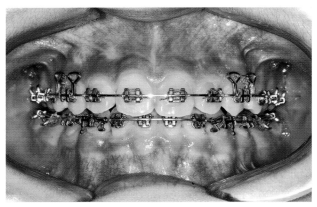

图 5-17　治疗中以双钥匙曲关闭拔牙间隙

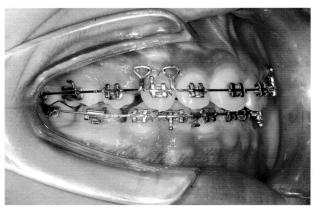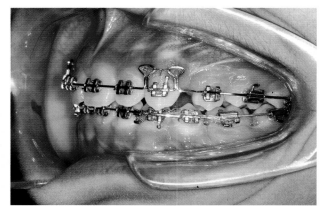

（二）双钥匙曲与 Asher 面弓的作用

双钥匙曲可有效控制前牙的转矩；如果给予上颌切牙正转矩或者反向咬合曲线，只要后牙做有效拮抗，那么该弓丝还可对上颌前牙有压低作用，以此可以在某种程度上抵消内收并直立切牙的"钟摆效应"（图 5-19，图 5-20）。

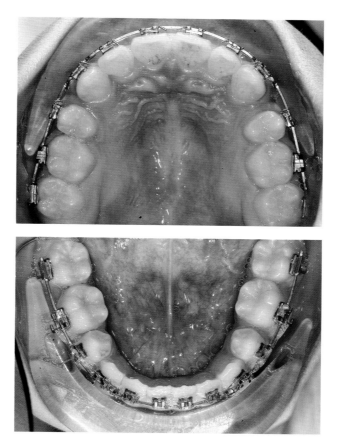

图 5-18　治疗中的殆面像

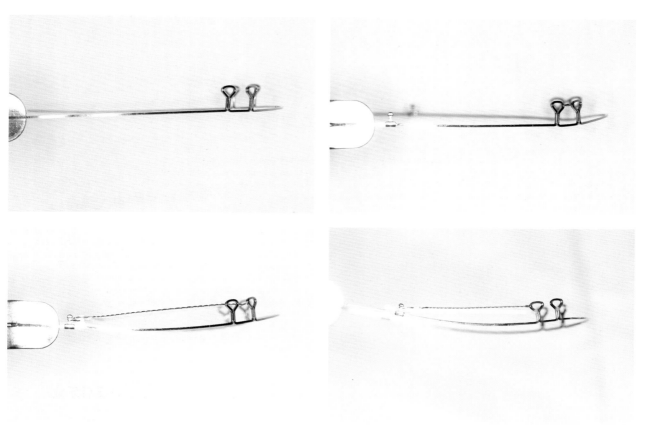

图 5-19　不同双钥匙曲加力后，力学机制的变化

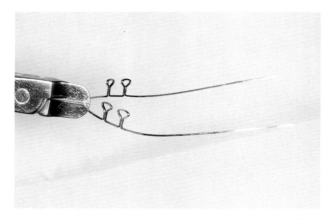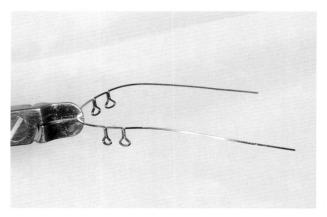

图 5-20　双钥匙曲与摇椅弓的关系

（三）拔牙间隙关闭过程中，前牙覆盖得到明显改善（图 5-21，图 5-22）

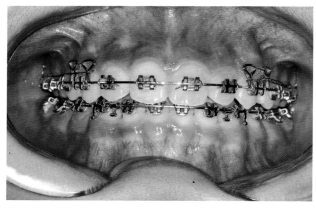

图 5-21　上颌以双钥匙曲关闭拔牙间隙

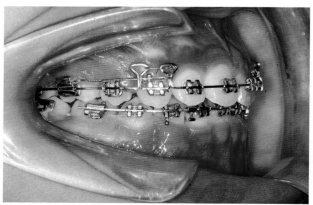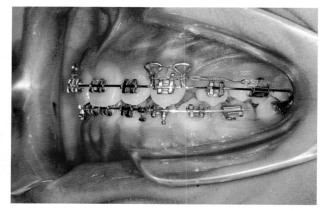

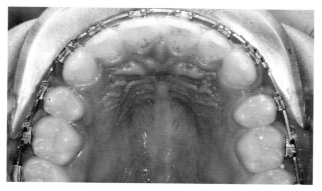

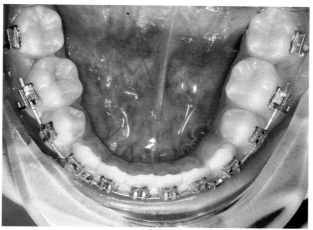

图 5-22　上下颌拔牙间隙顺利关闭

（四）矫治 15 个月时的面像（图 5-23）、口内像、戴用 Asher 面弓、术前与术中对比

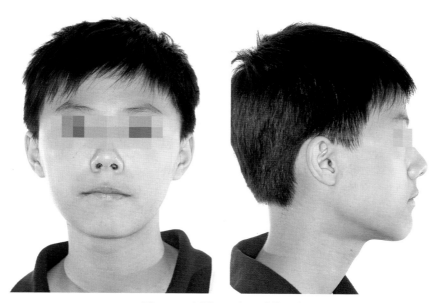

图 5-23　矫治 15 个月时的面像

牙齿排列整齐，上下颌牙列中线一致并居中。前牙、后牙咬合关系趋于正常，后牙为一牙对二牙的关系（图 5-24）。

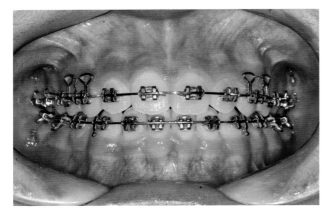

图 5-24　矫治 15 个月时的咬合情况

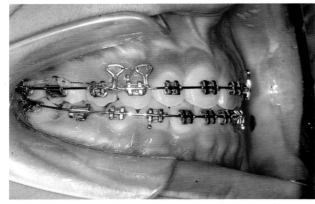
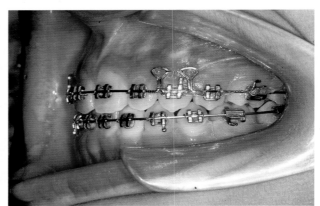

患者配戴 Asher 面弓的状态（图 5-25）。

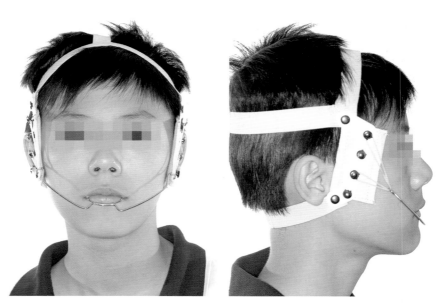

图 5-25　患者戴用 Asher 面弓

术前、术中面像对比。上下唇可以自然闭拢,无开唇露齿,面下 1/3 侧貌明显改善(图 5-26)。

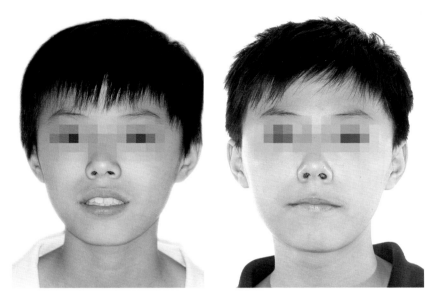

图 5-26　术前、术中面像对比

审美线(E 线)评价侧貌改善,但无法确定颏部空间位置(图 5-27)。

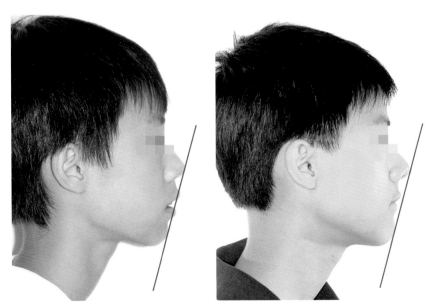

图 5-27　术前、术中侧貌对比(E 线评价)

通过鼻下点的自然铅垂线评价侧貌改善，可确定颏部空间位置（图 5-28）。

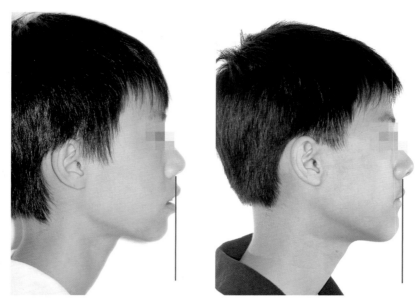

图 5-28 术前、术中侧貌对比（通过鼻下点的自然铅垂线评价）

上下颌前牙已经直立，覆盖关系趋于正常（图 5-29）。

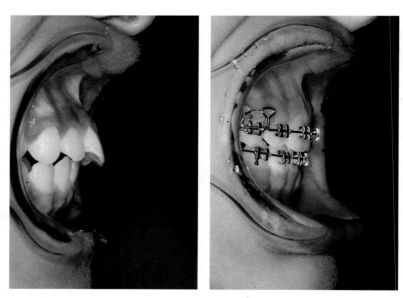

图 5-29 术前、术中前牙覆𬌗、覆盖关系改善情况

术中面下1/3侧貌评价（图5-30）。

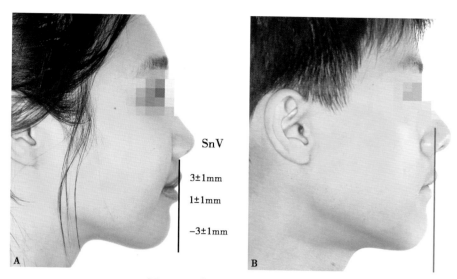

SnV

3±1mm

1±1mm

−3±1mm

图5-30　术中面下1/3侧貌评价
A. 标准面型　B. 治疗中的患者面型

术前与术中X线头颅侧位片对比，上下颌切牙基本"植立"于牙槽基骨之中，咬合平面平直并平缓（图5-31）。

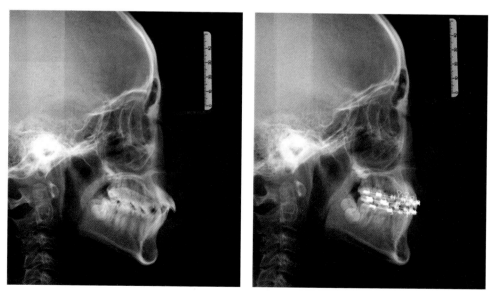

图5-31　术前、术中X线头颅侧位片对比

通过牙齿位置的改变,患者侧貌得到明显改善(图 5-32)。

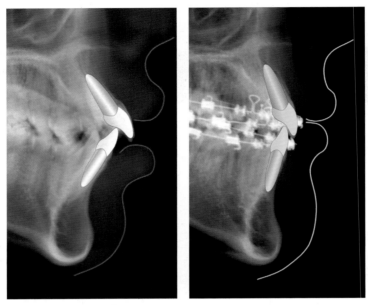

图 5-32　术前、术中唇齿关系变化

患者唇齿关系趋于正常(图 5-33)。

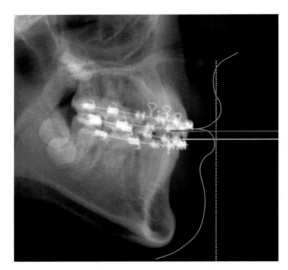

图 5-33　唇齿关系明显改善

　　术前与术中全景片对比:上下颌切牙牙长轴角度改善;牙根尖无吸收;髁突无明显改变;似乎右侧髁突有了生长使得下颌升支变长,可能对下颌右偏以及牙列中线不齐之改善有帮助(图 5-34)。下颌第三磨牙拥有了萌出空间。

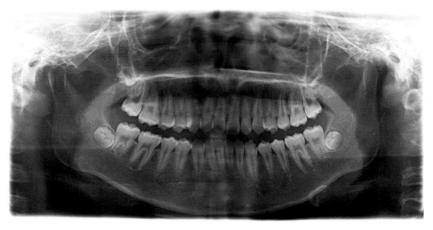

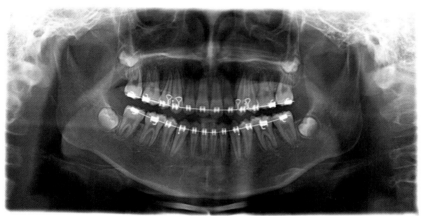

图 5-34 术前、术中全景片对比

六、矫治结果

矫治前后正侧貌对比(图 5-35,图 5-36)。

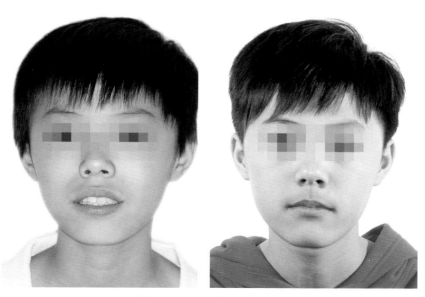

图 5-35 矫治前后正貌对比

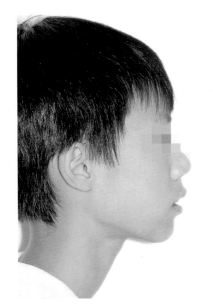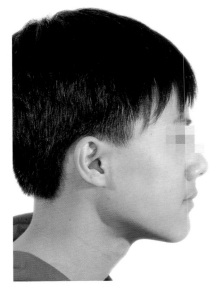

图5-36　矫治前后侧貌对比

矫治后口内像(图5-37,图5-38)。

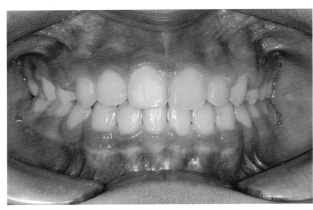

图5-37　矫治后口内咬合情况

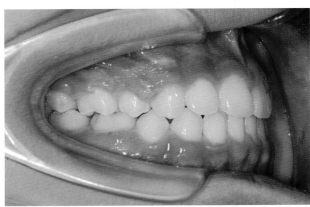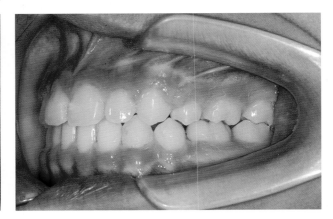

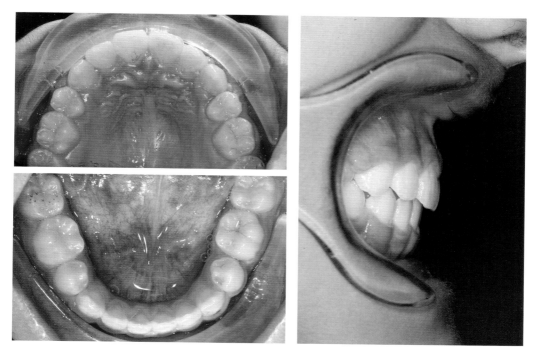

图 5-38　矫治后口内殆面像及前牙咬合关系

矫治前后侧貌及上下颌切牙的改善情况（图 5-39，图 5-40）。

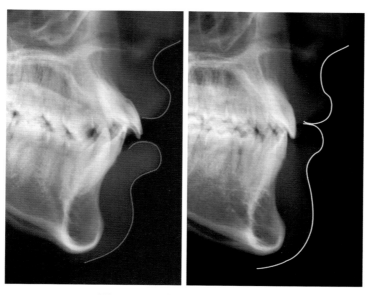

图 3-39　矫治前后侧貌改善情况

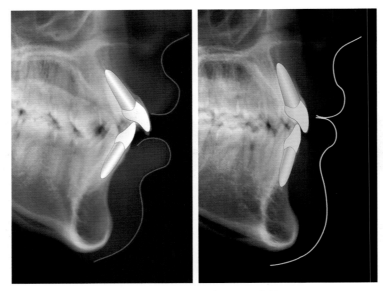

图 5-40　矫治前后唇齿关系改善情况

　　通过牙齿位置和存在状态的改变,可以改善相应软组织侧貌的状态(图 5-41)。但是会改变多少呢?尤其是上唇随着上颌切牙的直立和内收而后退的量是很难评估的,上唇后退量基本受两方面的影响:牙齿位置和存在状态;上唇的状态。口腔正畸医师首先要做的通常是将颌骨及牙齿置于它本该存在的位置,而后在一定程度上让软组织自行调整适应。

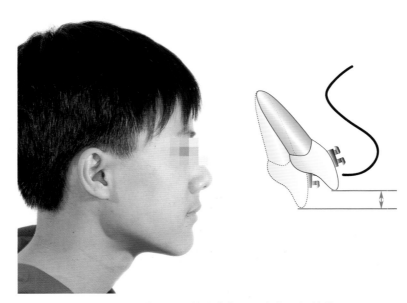

图 5-41　上颌前牙位置的改变与上唇变化之间的关系

矫治前后全景片对比（图5-42），确实发现右侧髁突的生长使得升支变长了。

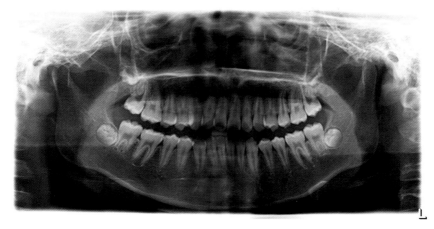

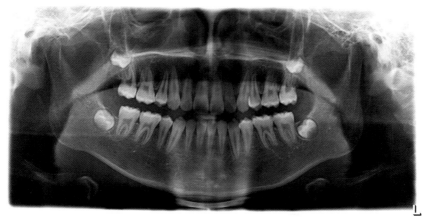

图5-42　矫治前后全景片对比

对于下颌切牙而言，在矫治前就可以做一个VTO，即让下颌切牙"植立"于牙槽基骨之中，然后再画出下颌切牙唇面线，通过前已述及的VTO法来旋转下颌，使唇面线成自然的角度，此时就确定了下颌切牙的空间位置和倾斜的角度，再尝试上颌切牙如何改变来和下颌切牙建立正常咬合关系，此时上颌切牙达不到要求就要做妥协或者下颌切牙的空间位置及倾斜角度做妥协。如果已经明确上牙槽座点的空间位置正常，同样也要使上颌切牙"植立"于牙槽基骨之中，并试图使上颌切牙空间位置及唇面线的倾斜角度趋于正常，并以此为基准，此时就要想方设法通过改变下颌及下颌切牙位置来适应上颌切牙，这也是上下颌试图建立正常的咬合关系和良好的咬合力学架构。如果达不到这种效果，同样也需要下颌因素做出一定的妥协。总之就是上下颌互为迁就、互相妥协。

矫治后的L1-MP为87.2°，预示着该病例的下颌生长型趋于Ⅲ类骨面型，矫治结果将不稳定。下颌骨的形态、颏联合部的走向与形态预示着下颌的生长型（表5-4，表5-5）。

不同的颅颌骨骼型所反映出的下颌骨骼型是不一致的。比如Ⅰ类及部分Ⅲ类骨骼型的患者，其下颌骨体形态趋于长四方形或者长四方梯形，颏联合部的高度也不大，极少数患者则不同，颏联合部的骨骼走向比较直立甚至内倾；比如Ⅱ类骨骼型的患者，其下颌骨体部形态多为三角形、下颌升支较短、下颌前部骨骼及牙齿的联合高度增高，这本身是由骨骼及牙齿代偿性自我调控生长所致，颏联合部的骨骼走向比较直立甚至唇倾。

表5-4　病例一 X线头影测量——Jarabak测量项目治疗前后测量值对比分析

Jarabak测量项目	标准值（男）	治疗前	治疗后
N-S-Ar	123.98°±7.38°	131.3°	132.2°
S-Ar-Go	150.02°±6.11°	149.3°	146.3°
Ar-Go-Me	118.21°±5.86°	119.5°	119.3°
SUM	392.21°±5.88°	400.1°	397.8°
Ar-Go-N	43.93°±3.90°	42.5°	42.7°
N-Go-Me	74.29°±3.81°	77.0°	76.2°
S-Ar	40.36±3.50mm	31.98mm	32.58mm
Ar-Go	51.76±4.85mm	41.37mm	45.41mm
S-N	68.26±3.37mm	57.14mm	57.60mm
Go-Me	74.21±4.96mm	64.68mm	68.56mm
S-Go	89.14±5.41mm	67.72mm	70.72mm
N-Me	129.90±5.89mm	112.27mm	116.63mm
S-Go/N-Me	69%±3.5%	0.60	0.61

表5-5　病例一 X线头影测量治疗前后其他测量项目分析

其他测量项目	标准值（男）	治疗前	治疗后
SNA	82.09°±3.52°	76.9°	78.0°
SNB	79.74°±2.77°	73.5°	74.5°
ANB	2.36°±2.17°	3.4°	3.5°
U1-PP	108.76°±4.79°	120.9°	102.8°
U1-OP	54.4°±6.45°	48.5°	62.5°
L1-MP	99.16°±6.18°	94.1°	87.2°
L1-OP	66.06°±5.90°	69.6°	78.0°
McNamara line-A	−0.69±3.18mm	−2.44mm	−2.07mm
McNamara line-Pog	−4.25±5.95mm	−8.07mm	−7.36mm

　　IPDO矫治技术非常重视建立上下颌前牙的正常咬合关系和良好的咬合力学架构；上下颌切牙要"植立"于牙槽基骨之中；对于Ⅱ类骨骼型以及面型（骨面型）的患者而言，通过平缓、缩短及压低上颌咬合平面来谋求下颌的逆时针旋转以改善骨面型；对于Ⅲ类骨面型患者而言，可试图通过陡峭、缩短上颌咬合平面来谋求下颌的稍许顺时针旋转来改善骨面型，但是不主张通过牙齿的过度倾斜来纠正反𬌗，因为这与建立功能性咬合的初衷相悖；对于严重的骨面型异常的患者，主张通过口腔正畸-正颌联合治疗来实现口腔正畸的四大目标——美观、功能、稳定及健康。

　　常规矫治的生物力学机制通常是内收前牙，建立正常的覆𬌗、覆盖关系，关闭拔牙间隙，改善上颌前突的侧貌，而较少去考虑如何逆时针旋转下颌以改变颏部的空间位置从而改善侧貌。

（兰泽栋　陈建明）

病例二　成人骨性偏斜掩饰性治疗

一、病例资料

　　×××，女，22岁，大学生。

主诉：下颌前突，要求治疗。

现病史及家族史：儿时摔伤过下颌，因下颌前突而唇闭不拢，张口睡眠，牙齿不整齐。父母类似面型。

既往史：面型越来越歪。

常规检查：面部不对称，开唇露齿，上唇唇缘线呈弧形，笑线高，直面型侧貌。牙列不整齐，左右侧方牙远中关系，左侧侧方牙颊尖对颊尖咬合，牙齿磨耗，下颌牙列中线左偏，11 外翻，深覆𬌗Ⅰ°、深覆盖Ⅰ°。

颞下颌关节检查：开口度正常；开口型右偏；闭口时咬合向左侧滑动；右侧关节区弹响，无压痛；ICP-CRP 不一致。

常规诊断：骨性、牙性Ⅱ类错𬌗畸形。

治疗建议：建议口腔正畸 - 正颌联合治疗。

IPDO 矫治技术理解 IFACE 中的功能，它应该是既包括口腔一般功能（咀嚼、吞咽、发音、呼吸等），也特指咬合功能，即咬合功能学的内容。总体概括为颅颌面神经肌肉的协调性、TMJ 和牙体牙周组织的健康状况、理想咬合的理解和面部的美观等。

就咬合功能学而言，可以大致概括为牙颌拥有正确的切导、切导和髁导尽可能地协调、咬合即刻分离、后牙一牙对二牙关系、较多的正中止点、前牙咬合关系正常、前牙拥有良好的咬合力学架构、前后牙的交互保护、健康的 TMJ、神经肌肉协调等。基于此，如果一个病例朝着这个方向矫治，其获得的矫治结果值得期待，且很可能是健康、美观和稳定的。

二、IPDO 检查与分析

（一）面部检查

1. 面部正侧面像　图 5-43A 为患者相对自然状态下的正面像，可看出患者在试图掩饰开唇露齿而上下唇仍然有少许闭口动作，其颏部肌肉紧张致颏部皮肤呈橘皮样外观。患者的上下唇较为肥厚，并且外翻。图 5-43A 为患者上下唇非自然闭拢，颏肌紧张度增大，颏部皮肤明显呈橘皮样外观。

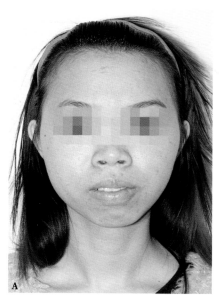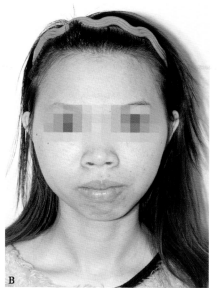

图 5-43　治疗前正面像

A. 上下唇放松时　B. 上下唇轻微闭合时

　　图 5-44 为患者微笑样貌,笑容还是较为舒展的(也可能预示着该患者的性格外向和健康,可能有一个较好的治疗配合),露龈笑貌。

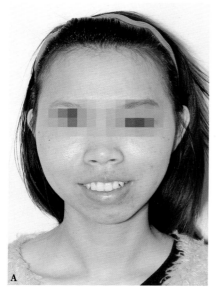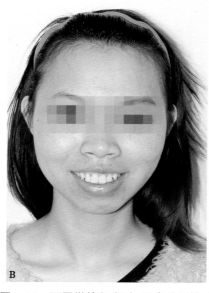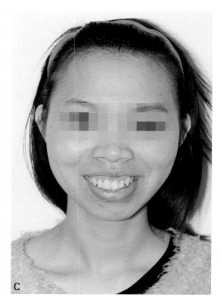

图 5-44　不同微笑程度时,唇齿关系情况

　　图 5-45 为患者侧貌像和侧斜貌像,可见侧貌轮廓整体呈凸面型。上颌似乎前突、下颌似乎后缩。其上颌切牙唇面与地面几乎垂直,如果想要内收并压低上颌切牙,此类患者的矫治难度较大,提示控制上颌切牙转矩将费些功夫,期望通过内收上颌切牙来控制较突的上颌,难度较大,并且效果也不太理想。但是可期望获得上唇的自然状态来改善侧貌。

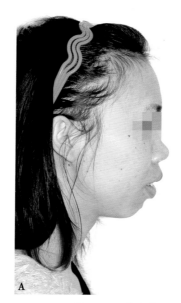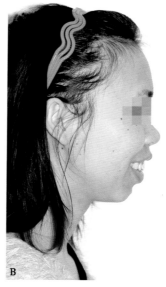

图 5-45　治疗前,左右侧貌像及左右 45° 侧斜貌像

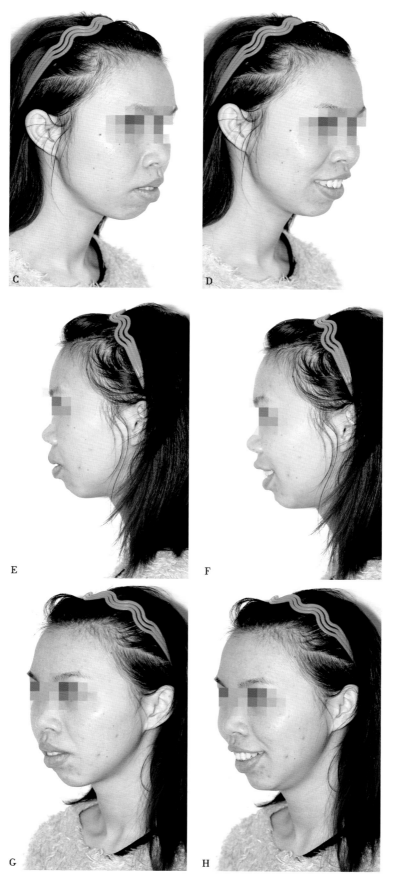

图 5-45 治疗前，左右侧貌像及左右 45° 侧斜貌像（续）

（1）面部的对称性分析：面部左右明显不对称，下颌左偏，右侧面颊长于左侧面颊（图 5-46）。口裂线也不平直和规整。通过镜像分析，明确了面部严重的左右不对称的状况（图 5-47）。

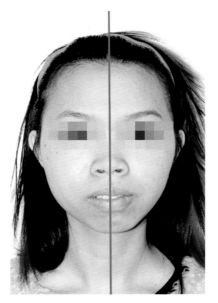

图 5-46　正面对称性分析

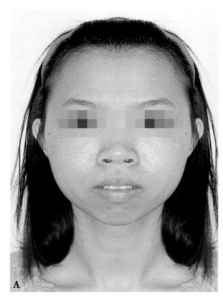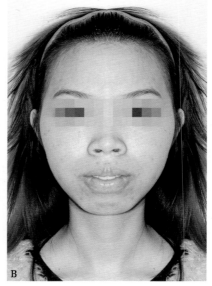

图 5-47　左右映像分析
A. 右侧映像　B. 左侧映像

（2）侧貌分析：通过颧颊线分析明确了充足发育的上颌；鼻唇角似乎处于正常值范围，但是所谓的处于正常值范围的个体并不能简单地界定为正常；该患者鼻尖短，露鼻孔，上唇人中线唇倾，唇红缘并无上翘，唇齿距离也较大，故整体侧貌并不理想；下唇顶住上颌切牙切缘下，没有形成良好的唇齿关系；通过鼻下点的自然铅垂线评估侧貌发现，患者的下颌严重后缩，而且颏颈线与面下 1/3 的比值也确定了这一点（图 5-48A～D）。以上这些都是口腔正畸治疗试图要改善的地方。

另外，患者的下颌升支和下颌体部都较短，下颌角也开大，这些通过口腔正畸是很难改变的，但是可以试图逆时针旋转下颌来获得侧貌的改变（图 5-48E，图 5-48F）。

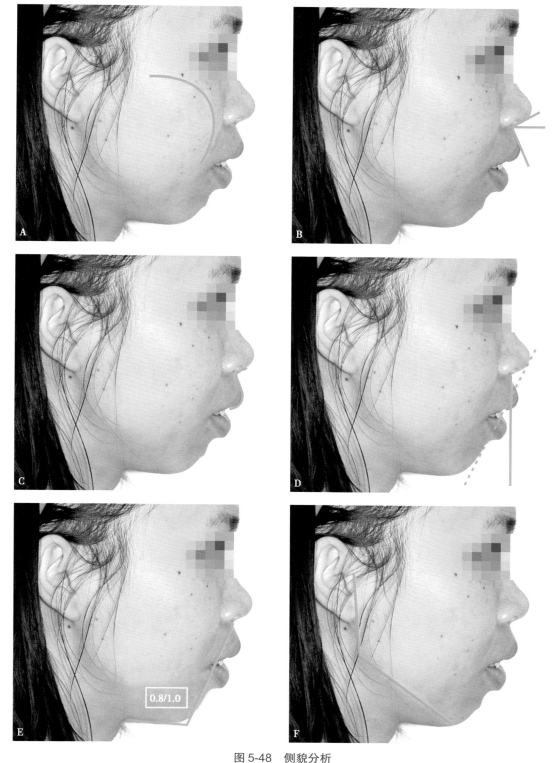

图 5-48　侧貌分析
A. 颧颊线分析　B. 鼻唇角分析　C. 上唇分析　D. 侧貌评估　E. 颏颈线分析　F. 下颌升支分析

（3）面高和面宽的比率：面高和面宽的比率似乎协调，但是面下 1/3 高度略大，而且不能简单地按照鼻下点与颏下点的垂直距离来评价面下 1/3 高度，如果是下颌过于前突或者后缩的病例，建议测出鼻下点与颏下点的实际长度之后，再和面中 1/3 高度做比较，按照此法，该患者面下 1/3 高度略大（图 5-49）。从整体侧貌来看，是一个较为典型的下颌后缩的高角型病例。

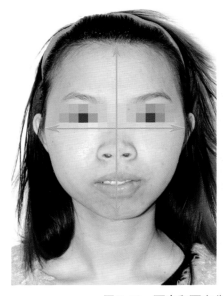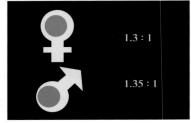

图5-49   面高和面宽分析（男：♂；女：♀）

2．上下唇状态与唇齿关系   通过唇部放大影像来看，其上下颌口裂线均不平直，上下唇左右不对称，上唇肥厚，下唇外翻，短鼻尖，露鼻孔。上颌牙列中线也与唇珠不一致（图5-50）。

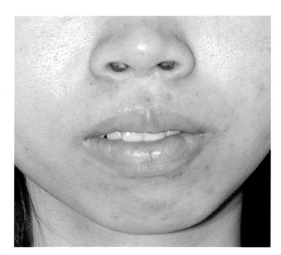

图5-50   上下唇状态与唇齿关系

（二）口内检查

1．口内正侧面像分析（图5-51）

口内正面像显示上下颌牙列中线没有对齐，很难判断是上颌牙列中线偏斜，还是下颌牙列中线偏斜，或者是二者均偏斜；覆𬌗似乎尚可；11外翻；12牙龈退缩，很可能有正中咬合干扰或者侧方咬合干扰；43牙龈退缩，很可能是前伸咬合时与12有咬合干扰所致，也可能是侧方咬合时与12有咬合干扰，也可能是13和43在侧方咬合时产生过度的尖牙咬合保护等。

右侧口内像显示13、14、15和43的牙尖均有磨耗；侧方牙是比较好的一牙对二牙的关系；13和43的牙长轴有些过度近中倾斜；侧方牙的咬合比较紧密，覆盖也近乎正常。没有显示出有磨耗的牙齿也可能存在磨耗的现象。

　　左侧口内像显示23、24、25、26、27、45和46均有牙尖磨耗；侧方牙为一牙对一牙的关系，预示着存在咬合干扰的问题；33和43为远中关系，预示着没有良好的尖牙保护𬌗；后牙覆盖过浅，存在尖对尖的关系，这种咬合关系是很难达到咬合即刻分离的。没有显示出有磨耗的牙齿也可能存在磨耗的现象。

　　不论是口内正面像，还是口内侧面像，均可看出患者的牙槽突比较膨隆，这类骨骼型预示前牙内收时容易发生牙齿的倾斜移动。同时牙根也比较膨隆，牙龈也不肥厚，提示患者的上下颌切牙的唇侧骨板可能较薄，也意味着控根运动的重要性，否则容易造成牙根从唇侧骨板中穿出。

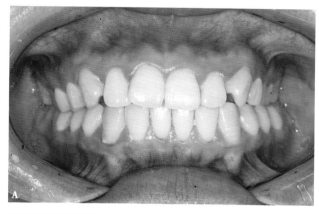

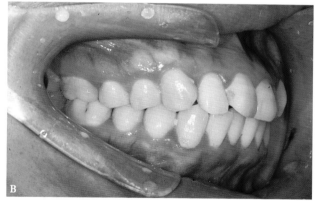

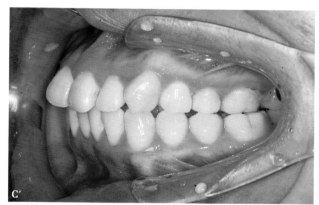

图5-51　治疗前静态咬合情况
A. 口内正面像　B. 右侧口内像　C. 左侧口内像

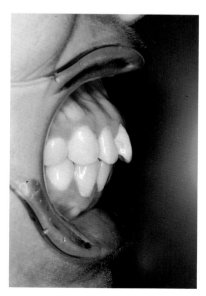

图5-52　治疗前前牙的咬合情况

　　侧面像显示上下颌切牙的覆盖较大，而且上颌切牙的唇面比较直，预示着需要较多量的上颌切牙内收以及较高难度的切牙转矩控制（图5-52）。下颌切牙唇向倾斜，如果下颌采取拔牙矫治，只要下颌切牙"植立"于牙槽基骨之上，就意味着会增大切牙的覆盖，也就要求更多的上颌切牙的内收，如果需要如此多量的上颌切牙内收，那么就要判断上颌切牙腭侧骨量是否足够。

　　患者的下颌切牙唇向倾斜，牙根的唇侧骨板也"较薄"，这种现象的产生很可能是下唇在闭合时肌力较强，直接压迫所致。

　　2. 口内𬌗面像分析（图5-53）　上下颌弓形为卵圆形，牙齿排列尚可；个别牙齿扭转；牙尖有磨耗现象；上颌切牙的舌侧边缘嵴较明显，舌侧窝较深，可能预示着上下颌切牙不容易建立良好的切导和覆盖，同时也要注意在矫治过程中评估上颌切牙舌侧边缘嵴平齐的问题，否则影响切导的功能；36、37和46的咬合面做过树脂的咬合充填治疗；13和23的位置不正常，尤其以23为甚，故预示着左侧侧方咬合时尖牙保护殆存在问题。下颌切牙的舌侧牙槽骨较膨隆，越靠近口底越"空虚"，预示着患者很可能是低位舌，也就需要通过 CBCT 来判断其舌侧骨板情况，因为这是口腔正畸的局限性之一，值得重视。

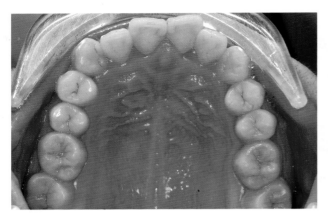
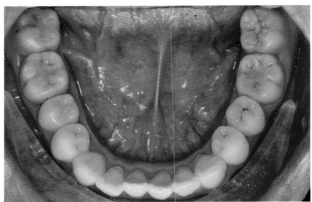

图 5-53　治疗前口内殆面像

（三）咬合功能分析（图 5-54～图 5-56）

上下颌切牙前伸至对刃咬合时余牙不能分离，其意味着后牙存在较严重的咬合干扰，通常这种干扰点会由最后一颗后牙逐渐向前转移。这里也显示出除上下颌切牙外，余牙均有牙尖磨耗。

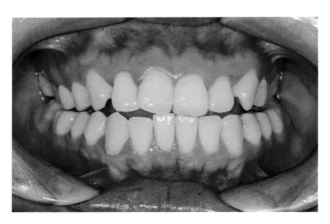

图 5-54　治疗前咬合功能分析（前伸运动）前伸运动时，余牙无咬合即刻分离

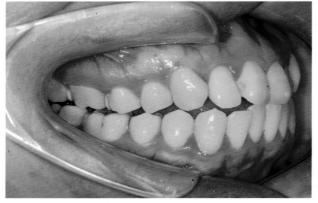
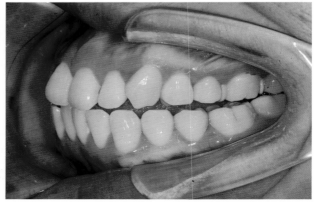

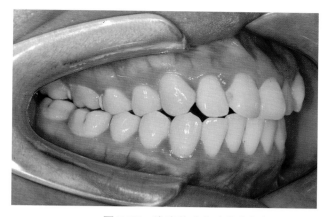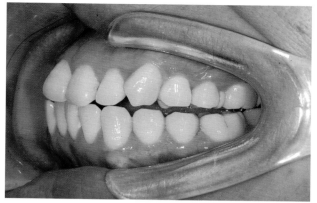

图 5-55　治疗前咬合功能分析（侧方运动）右侧侧方运动时，左侧后牙咬合无即刻分离

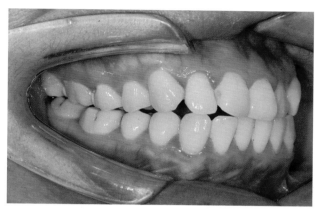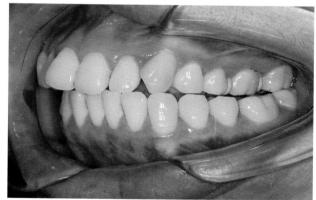

图 5-56　治疗前咬合功能分析（侧方运动）左侧侧方运动时，右侧后牙咬合无即刻分离

综上所述，当患者出现牙体病变（牙尖磨耗、牙齿隐裂、牙颈部粗糙化和楔状缺损等）、牙周病变（个别牙齿的牙龈红肿和退缩等）和咬合运动障碍（前伸咬合时侧方牙没有咬合分离）等情况时，往往意味着患者可能存在 TMD 和神经、肌肉的不协调。应该以此脉络逐步深入地探查其功能咬合存在的各种问题。

（四）辅助检查

1. 全景片检查（图 5-57）　全景片显示下颌骨左右不对称，左侧下颌升支短、右侧下颌升支长，预示着下颌左偏的可能性；上颌切牙的牙根平行性尚可，提示上颌前牙唇倾程度不是很大，就是冠轴和根轴的一致性较差；左侧下颌骨角前切迹明显，且咬肌粗隆明显，预示着左侧升颌肌群肌力较强，尤以咬肌为甚；左右髁突形态均异常，以左侧为甚，提示髁突有吸收，此时要通过 CBCT 评估髁突是否处于骨吸收的活动期，如果是处于活动期（通常所说的特发性、持续性吸收），就可能会出现下颌"歪者恒歪"的现象，甚至还会出现咬合平面左右偏斜的问题。

2. X 线头颅侧位片检查（图 5-58）　从 X 线头颅侧位片检查初步发现患者的下颌升支过短，下颌角开大，下颌体长度不足，可认为是严重的矢状向和垂直向的骨性不调。

下颌切牙唇向倾斜，这种倾斜基于两点原因，一是下颌切牙相对于颏联合部的走行表现为唇倾，即牙型和骨骼型不一致；二是由于下颌后下旋转引起下颌切牙空间性唇倾。基于前已述及的上下颌切牙要建立正常的咬合关系和良好的咬合力学架构，就需要下颌除了部分"植立"于牙槽基骨之上之外，还要逆时针旋转下颌，以减轻下颌切牙的唇倾，尤其是要获得下颌切牙唇面的直立或者轻微的舌向倾斜。

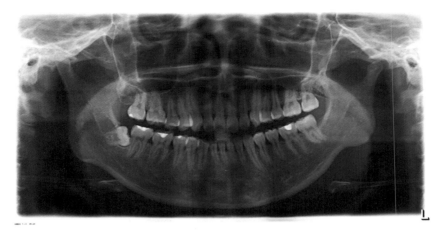

图 5-57　治疗前全景片

　　图 5-59 显示颏联合部与其上的牙齿整体表现为高耸貌，下颌体部也在一定程度上表现为"三角形"，此时下颌切牙之牙型与其骨骼型是不一致的，这种表现是人体自然代偿的结果。

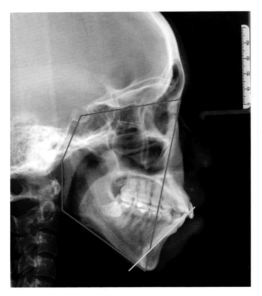

图 5-58　治疗前 X 线头颅侧位片分析

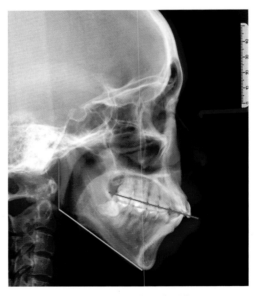

图 5-59　下颌体形态分析

　　图 5-60 显示 SUM 为 406.8°，提示患者是开张性骨骼型；N-S-Ar 为 119.5°，提示关节窝位置相对靠前，但是这种位置的靠前并不能导致下颌颏联合部的位置靠前，患者依然表现为下颌后缩和下颌呈开张性骨骼型，究其原因是这种靠前被下颌升支短（S-Ar∶Ar-Go 为 78%）、下颌体短（S-N∶Go-Me 为 111%）以及下颌角开大（Ar-Go-Me 为 135.2°）而抵消了；SNA 角为 80.6°、SNB 角为 74.3°、ANB 角为 6.3°，均提示该患者为骨性下颌后缩，但是在做口腔正畸诊断分析时，不仅仅要看这种静态的表现，还要在脑海里初步评估判断，如果下颌发生逆时针旋转是否会增大 SNB 角和减小 ANB 角。

　　图 5-61 显示患者为严重的高角型下颌后缩病例。预示着该患者矫治难度较大，可能需要牙齿的代偿来矫治骨性不调。

　　图 5-62 显示患者的左侧方牙齿为对刃咬合，即存在上下颌侧方牙齿的横向不调，这种不调会反映在患者的矢状向和垂直向的不调上。

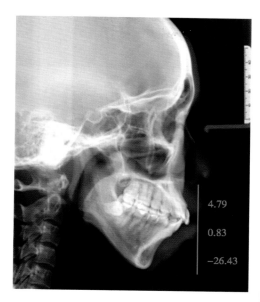

	均值	标准差	测量值
N–S–Ar	123°	5°	119.5°
S–Ar–Go	143°	6°	152.1°
Ar–Go–Me	130°	7°	135.2°
SUM	396°	6°	406.8°
Ar–Go–N	52°~55°		48.6°
N–Go–Me	70°~75°		86.6°
S–Ar:Ar–Go	3:4		78%
S–N:Go–Me	1:1		111%
S–Go:N–Me	62%~65%		58%
U1–PP	112.5°	3.0°	115.4°
U1–OP	57.8°	3.0°	49.9°
L1–MP	97.2°	4.5°	94.7°
L1–OP	64.0°	4.0°	61.4°
SNA	84.8°	3.2°	80.6°
SNB	81°	2.2°	74.3°
ANB	3.8°	2.1°	6.3°
Mc Iine–A	0±1mm		−2.08mm
Mc Iine–Pog	−4~0mm		−16.68mm
U1–TVL	0~7°		5.5°

图5-60　X线头影测量侧貌分析

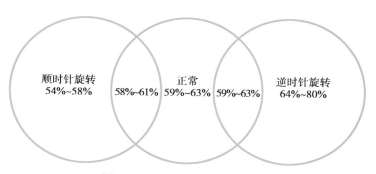

图5-61　下颌旋转与后前面高比

顺时针旋转 54%~58%　　58%~61%　　正常 59%~63%　　59%~63%　　逆时针旋转 64%~80%

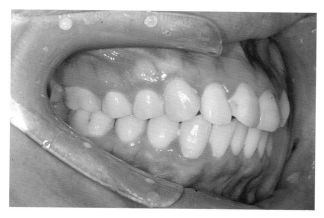
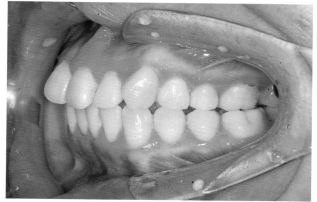

图5-62　后牙覆盖关系

三、问题列表

凸面型；面下1/3过长；下颌后缩；开唇露齿；下颌升支过短；下颌角前切迹明显；咬合平面陡峭和偏斜；颌骨左右不对称、颏部左偏；上下颌牙弓宽度不调；髁突短小；无功能咬合；咬肌紧张；颏部有外伤史等。

四、诊断

唇齿关系异常；下颌后下旋转；双侧咬合平面不一致；咬合平面陡峭；下颌升支异常；骨骼型与牙型不一致；鼻唇颏关系不协调；咬合功能异常；TMD等。

五、矫治设计与矫治计划

（一）矫治设计要点

1. 下颌位置的稳定 在临床检查中，不难发现该患者下颌骨的ICP与CRP存在不一致性。若下颌骨恢复到正常位置时，下颌骨可能出现更为严重的后下旋转及偏颌问题。因此，在设计过程中，应注意后牙垂直向控制及横向协调问题。

CBCT正位像显示下颌骨左右不对称，眼眶也是左右不对称（图5-63）。

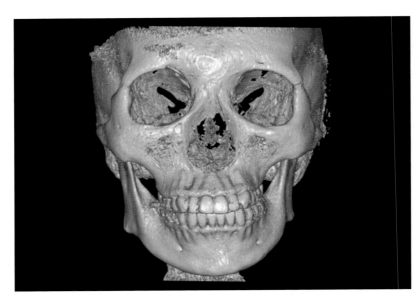

图5-63 治疗前CBCT正位像

CBCT侧位像显示下颌骨左右不对称，左侧下颌骨角前切迹明显，下颌升支短（图5-64）。

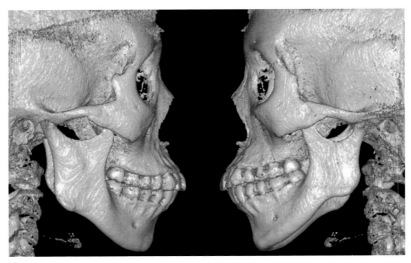

图5-64 治疗前CBCT侧位像

CBCT 仰角侧位像显示左右髁突大小、形态不一致（图 5-65）。似乎左侧关节间隙大一些。

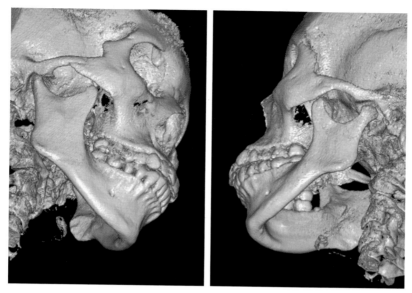

图 5-65　治疗前 CBCT 仰角侧位像

图 5-66 为右侧髁突冠状位、水平位和矢状位的体层影像。可显示髁突的形态、大小、结构、对称性以及髁突所处的位置；同时也可显示关节结节和关节窝的问题。该图像显示右侧髁突的形态、大小、结构无明显异常，位置也较居中，只是关节间隙变小，可能存在关节盘前移位的问题。

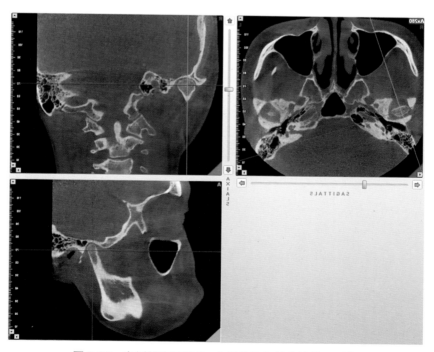

图 5-66　右侧髁突冠状位、水平位和矢状位的体层影像

图 5-67 为右侧髁突矢状位多层体层影像。没有发现明显异常，只是关节间隙变小。

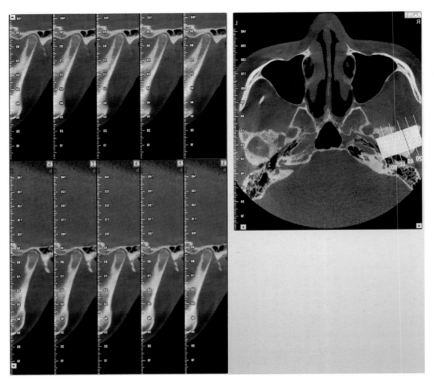

图 5-67　右侧髁突矢状位多层体层影像

图 5-68 为右侧髁突冠状位多层体层影像。没有发现明显异常，只是关节间隙变小。

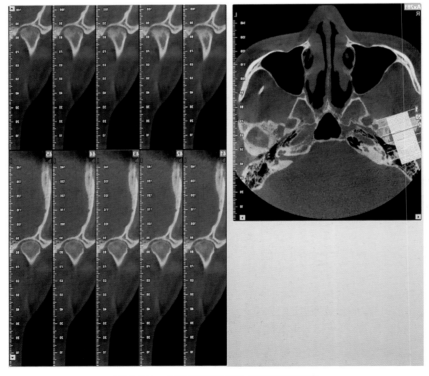

图 5-68　右侧髁突冠状位多层体层影像

图 5-69 为左侧髁突冠状位、水平位和矢状位的体层影像。同样显示了髁突的形态、大小、结构、对称性以及髁突所处的位置；同时也可显示关节结节和关节窝的问题。该图像显示左侧髁突的形态、大小、结构明显异常，骨皮质不连续，髁突前下移位，关节间隙变大。

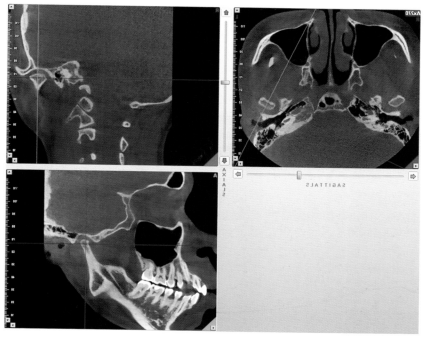

图 5-69　左侧髁突冠状位、水平位和矢状位的体层影像

　　图 5-70 为左侧髁突矢状位多层体层影像。髁突呈"鸟嘴"样，关节间隙变大，髁突前下移位。髁突前下移位和关节间隙增大，提示如果通过口腔正畸治疗而使髁突前上就位，则下颌有更加左侧偏斜的可能，同时也预示着矫治中及矫治后的左侧后牙关系更加趋向远中，也提示在拔牙位考量上，应该侧重拔除位置靠后的牙齿。

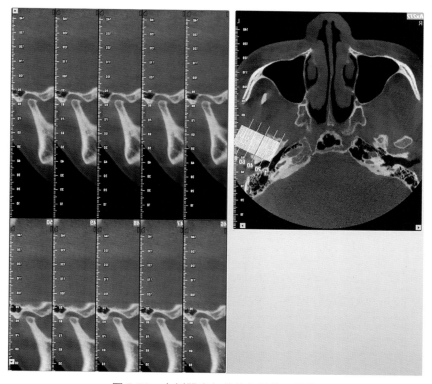

图 5-70　左侧髁突矢状位多层体层影像

图 5-71 为左侧髁突冠状位多层体层影像。该图像显示髁突形态、大小、结构及位置均明显异常，关节间隙增大。

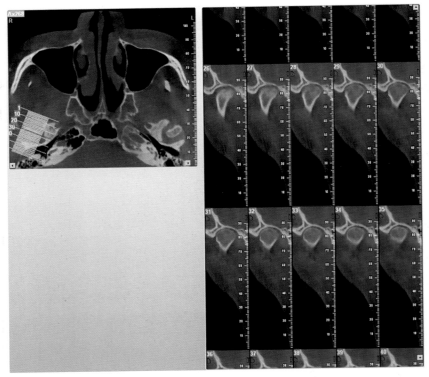

图 5-71　左侧髁突冠状位多层体层影像

2. 下颌切牙位置与下牙槽骨的关系　在矫治设计中，不难发现该患者上颌切牙的角度似乎不存在问题，因此在治疗过程中内收改善唇齿关系时，要注意转矩的控制。而下颌切牙与下牙槽骨间的关系较为正常。但是，由于下颌骨的后下旋转，下颌切牙长轴与铅垂线间的夹角变大，造成下颌切牙唇倾的假象。如果想要下颌切牙的空间位置正常，即下颌切牙的唇面垂直于地面或者稍微舌向倾斜，那就只能期望下颌的逆时针旋转。

但是，仅仅通过单纯口腔正畸治疗让下颌逆时针旋转至下颌切牙的正常角度是不可能达到的，故下颌只能少许的逆时针旋转。并在此基础上，通过适当唇倾下颌切牙来与上颌切牙建立相对正常的覆𬌗、覆盖关系。

图 5-72A 显示上下颌切牙的咬合力学架构不好，图 5-72B 显示上下颌切牙的咬合力学架构较好。为了获得更理想的前牙咬合力学架构，除了对下颌骨垂直向问题进行控制外，还需要下颌切牙少许直立。

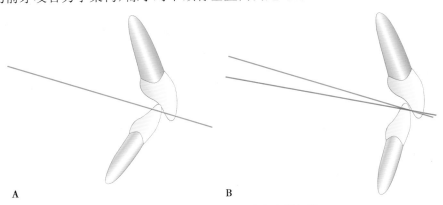

A　　　　　　　　　　　　B

图 5-72　上下颌切牙的咬合力学架构

如图 5-73 所示，下颌切牙"浮在"牙槽基骨之上。如果下颌切牙"浮在"牙槽基骨之上，并且牙型和骨骼型又不一致，此时确定拔牙矫治的牙位就非常重要了，且要慎重为之。这类骨骼型与牙型之间的关系，预示着下颌切牙的支抗作用较小，如果以前牙做支抗来移动侧方牙向近中移动来关闭间隙，可能会出现下颌侧方牙近中移动不到位，而是下颌切牙整体向后移位，就有可能下颌切牙从牙槽基骨滑出去，同时后牙也很难建立真正的一牙对二牙的关系。在这种情况下，通常建议拔牙牙位靠后，即建议首选拔除下颌第二前磨牙，特殊情况下，可以考虑拔除下颌第一磨牙。这类骨骼型与牙型的关系也提示在矫治设计时，只要下颌切牙在原位排齐并少许"直立"即可，这类患者也很难用"植立"这个词了。

如果下颌切牙是比较深的插入牙槽基骨之中，这种骨骼型与牙型之间的关系就预示着下颌切牙的支抗较强，此时可考虑拔除下颌第一前磨牙来较多量的前移侧方牙，以达到后牙的一牙对二牙的关系。也可期待些许的下颌切牙后移及直立。

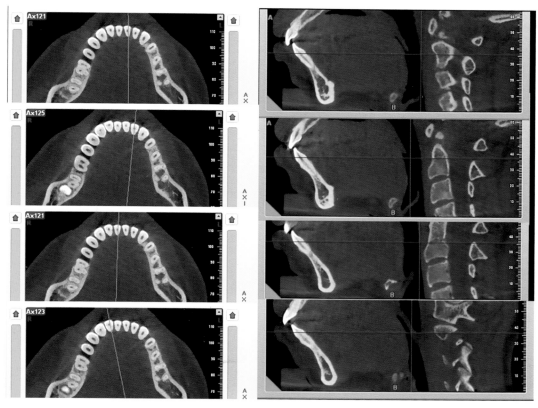

图 5-73 下颌切牙与牙槽骨间的相互关系

CBCT 图像显示上下颌前牙的牙根较膨隆，说明牙根唇侧骨板较薄，提示在内收上下颌切牙时，要做好冠根的协调运动。下颌牙齿的舌侧牙槽嵴吸收，预示着骨支抗作用较弱，牙周状况欠佳（图 5-74）。

（二）矫治计划

1. 拔除 14、24、35、45。
2. 使用双钥匙曲控制上颌前牙的唇倾度。
3. 使用双横腭杆生理性压低后牙。
4. 不使用颌间弹力牵引。
5. 使用 Asher 面弓或者微种植体支抗（MIA）进行上颌前牙的垂直向控制及颌内支抗控制。
6. 使下颌切牙"植立"于牙槽基骨之上。

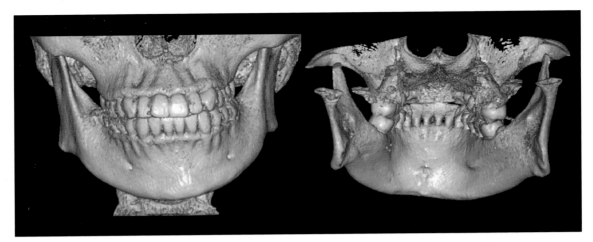

图 5-74　CBCT 图像显示上下颌前牙的牙根较膨隆

六、矫治过程

图 5-75 为患者矫治 4 个月后通过镍钛丝进行牙齿排齐的阶段。

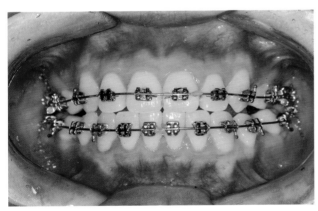

图 5-75　上下牙列排齐阶段

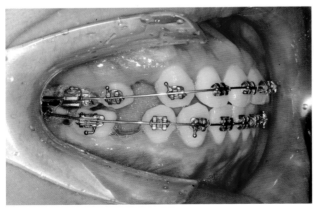
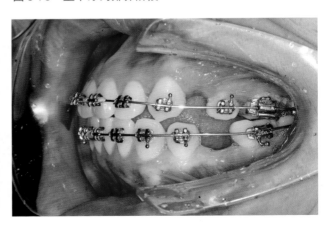

图 5-76 可见双横腭杆，提示要利用双横腭杆才能增强对磨牙的垂直向和矢状向的控制。建议最好使用插销式横腭杆，可以对磨牙进行适当地控制。在使用横腭杆时，要注意磨牙的排齐问题，否则会在磨牙区产生较大的弓丝摩擦力，影响弓丝的滑动，也可以用闭隙曲法来破解由于磨牙尚未排齐而带来的弓丝滑动摩擦力的难题。

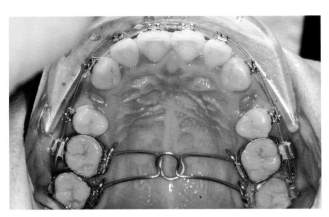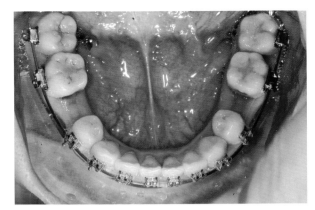

图 5-76　上颌利用双横腭杆对后牙区进行垂直向控制

图 5-77 和图 5-78 为患者 5 个月复诊时上下颌装戴了双钥匙曲的正、侧面像。

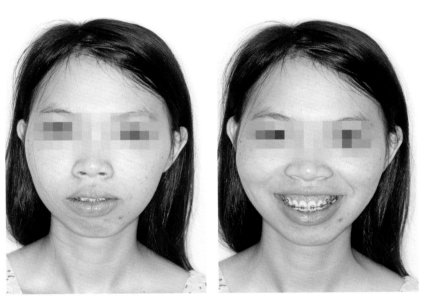

图 5-77　治疗中正面像

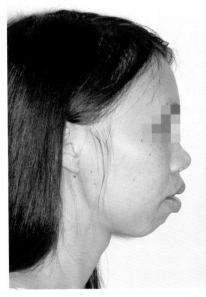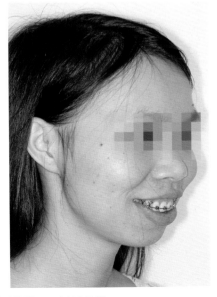

图 5-78　治疗中侧貌像及 45° 侧斜貌像

图 5-79 和图 5-80 为患者 5 个月复诊时上下颌装戴双钥匙曲的口内像，由于没有对双钥匙曲进行曲间结扎，就单纯的弓丝而言，没有对上下颌切牙进行转矩的控制，但是在进行颌内牵引时将施加切牙以转矩。

上下颌牙列中线不调。

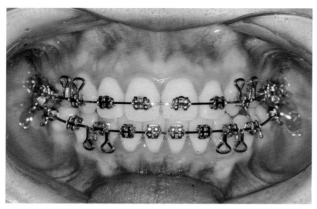

图 5-79   利用双钥匙曲关闭间隙

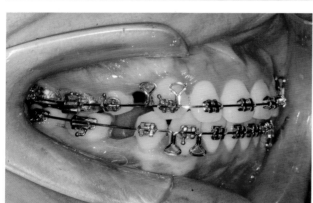
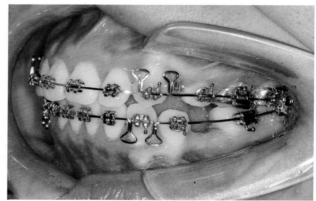

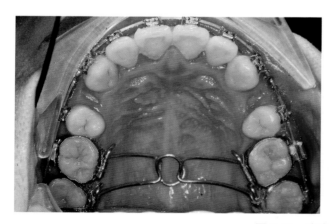
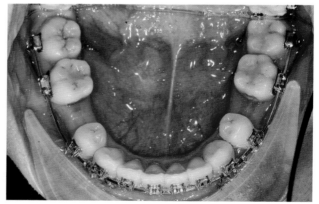

图 5-80   治疗中口内𬌗面像

图 5-81 显示上颌牙齿已经直立起来，如果再继续单纯的内收来关闭拔牙间隙，就势必会造成上颌切牙过于直立。此时可考虑对上颌切牙进行转矩控制并压低，以利于改善笑线和唇齿关系。下次复诊时会给患者戴用 Asher 面弓。

图 5-82 为患者 9 个月时配戴 Asher 面弓的状况。Asher 面弓通常斜向后上牵引才能发挥其控根和压低的作用。

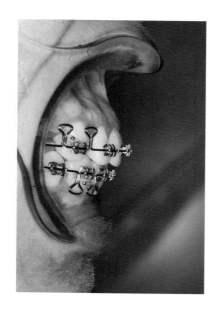

图 5-81　治疗中前牙咬合情况

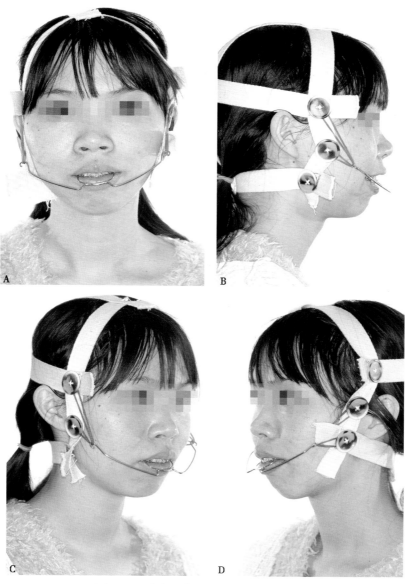

图 5-82　患者配戴 Asher 面弓的口外状况

图 5-83 为患者 9 个月复诊时的口内像,可见双钥匙曲已经进行了曲间结扎,这会给予上颌切牙一定的唇向转矩控制作用,再加上戴用 Asher 面弓就会加大这种转矩控制作用。

由于下颌切牙在某种程度上相对于其骨骼型已经直立了,故将下颌弓丝换成了平直的不锈钢丝,通过滑动法关闭间隙。

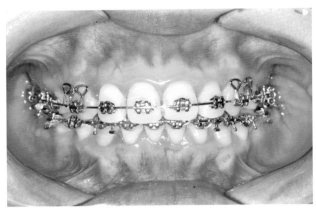

图 5-83   利用滑动法关闭下颌拔牙间隙

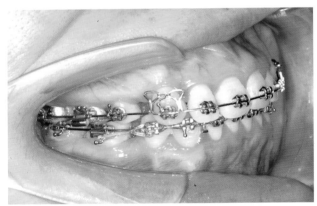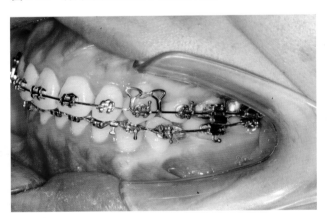

图 5-84~图 5-89 为患者治疗 14 个月复诊时的状况。患者笑线不理想,应该试图改善。

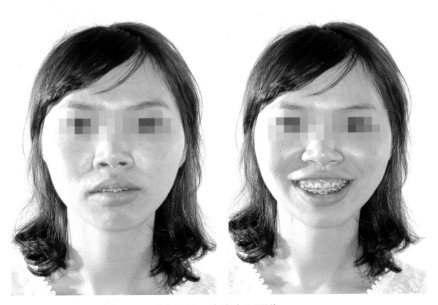

图 5-84   治疗中正面像

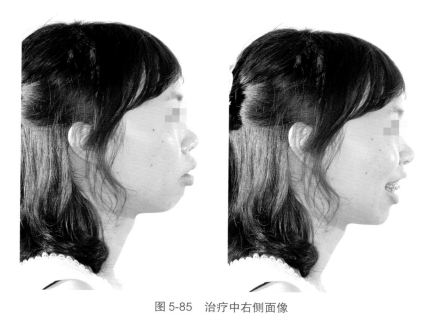

图 5-85　治疗中右侧面像

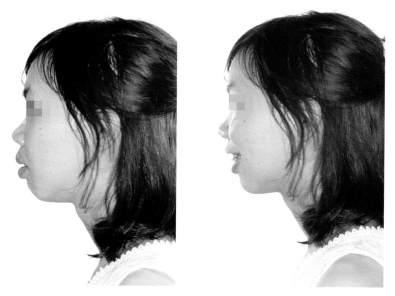

图 5-86　治疗中左侧面像

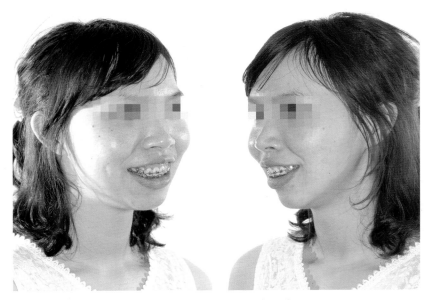

图 5-87 治疗中 45° 侧斜面像

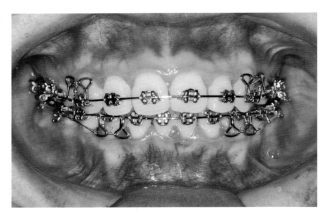

图 5-88 治疗中口内咬合情况

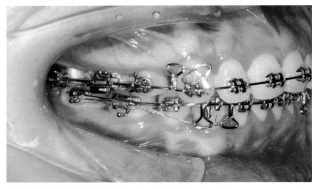

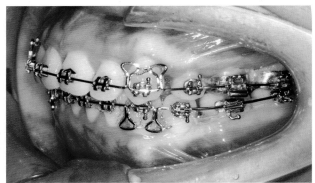

图 5-90 为患者治疗 18 个月复诊时的状况。患者笑线仍然不理想，通过 MIA 尝试着压低上颌前牙，同时关闭拔牙间隙。

图 5-91 显示患者笑线似乎得到了一定程度的改善。

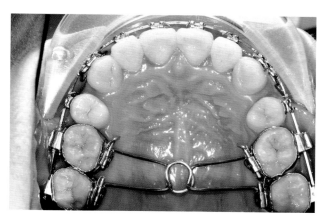
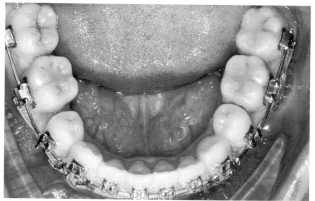

图 5-89 治疗中口内殆面像

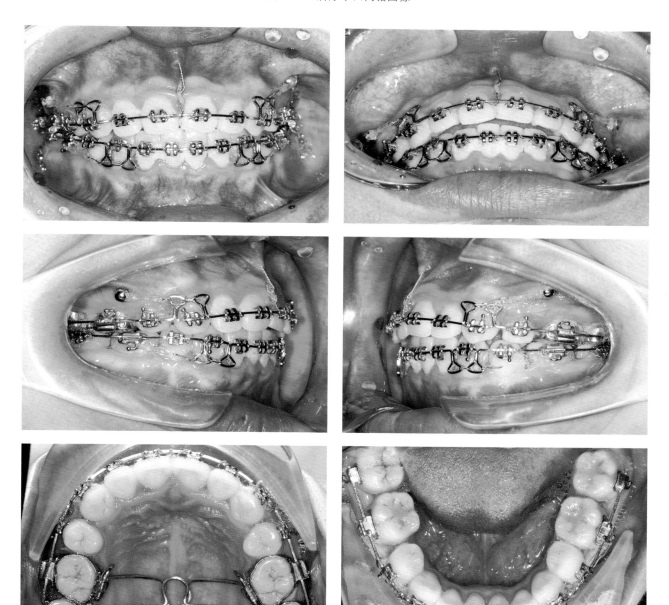

图 5-90 利用微种植体支抗(MIA)对上颌前牙进行内收与压低

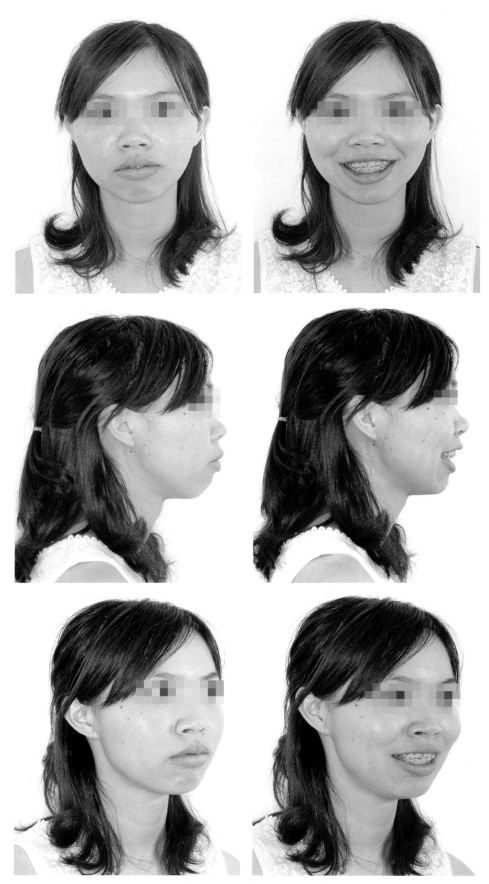

图 5-91 上颌前牙压低后，患者面型改善情况

图 5-92 为利用微种植体支抗（MIA）进行牙齿控制时的 CBCT 影像，提示单纯的机械性治疗所带来的问题。

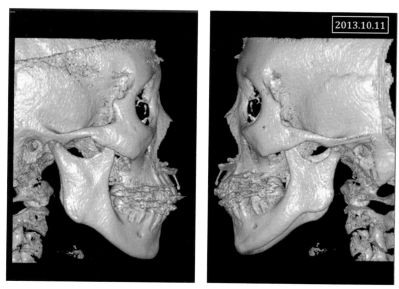

图 5-92　利用微种植体支抗（MIA）进行牙齿控制时的 CBCT 影像

通过治疗中与治疗前的 CBCT 影像对比发现，经过口腔正畸治疗，上下颌前牙的舌侧骨板均大部分丧失，可能有两种解释：一是超限矫治；二是牙齿移动的速率大于骨改建的速率（图 5-93）。

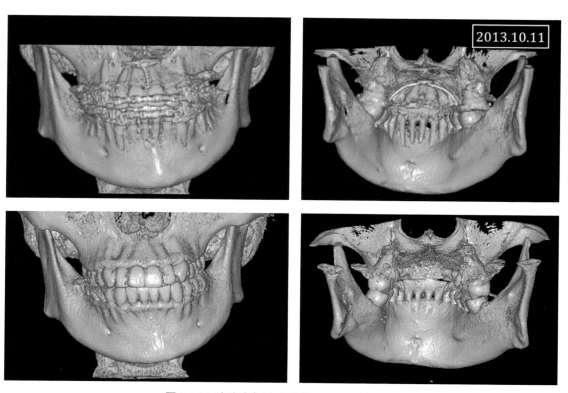

图 5-93　治疗中与治疗前的 CBCT 影像对比

下颌切牙的 CBCT 体层片发现，下颌切牙已经部分滑出牙槽基骨（图 5-94）。

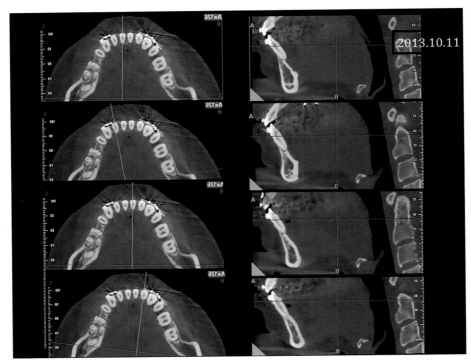

图 5-94   下颌切牙的 CBCT 体层片

口腔正畸治疗过程中的髁突似乎没有发生大的改变（图 5-95，图 5-96）。

图 5-97 为患者矫治 24 个月后的正面像和侧面像。不论是唇的状态还是侧貌均有了一定程度的改善。

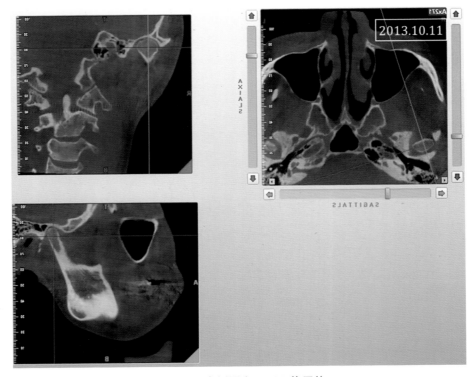

图 5-95   右侧髁突 CBCT 体层片

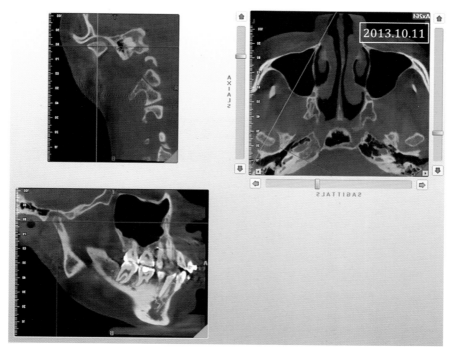

图 5-96　左侧髁突 CBCT 体层片

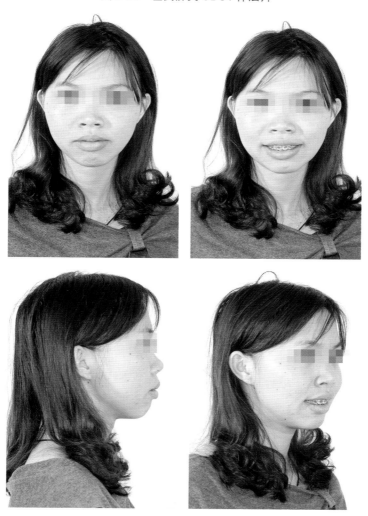

图 5-97　治疗后期面型改善情况

口内像显示静态咬合"良好"（图5-98）。

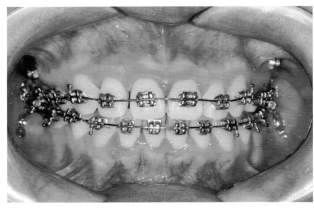

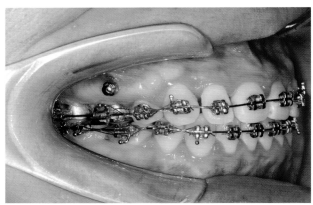
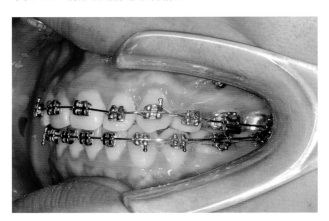

图5-98　治疗后期静态咬合情况

侧方咬合时，无法达到咬合即刻分离（图5-99）。另外由于上颌磨牙装戴带环，矫治后拆除矫治器时会留有带环间隙，同时个别磨牙还存在扭转的问题。

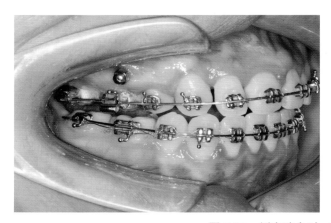
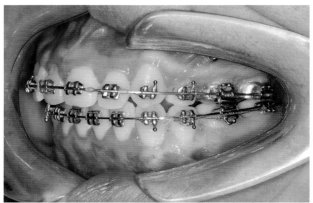

图5-99　侧方咬合时，无法达到咬合即刻分离

上颌切牙已经直立（图 5-100）。

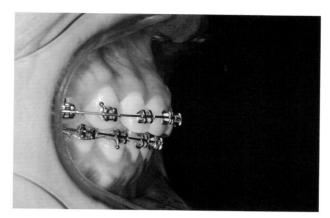

图 5-100　上颌切牙位置较为直立

为达到良好的功能咬合，在 28 个月复诊当天给患者重新粘接一副上颌托槽，力求达到良好的功能咬合目的（图 5-101）。16 和 17 扭转，余牙无明显扭转（图 5-102）。

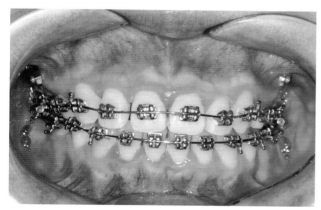

图 5-101　重新粘接上颌托槽，调整咬合关系

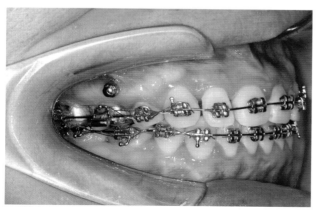

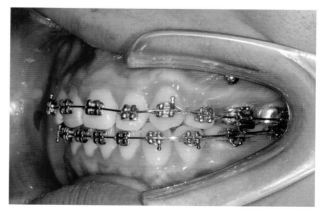

将上下颌重新装戴原有的不锈钢方丝，上颌磨牙也更换了颊管。牙齿咬合时发现 25 与 45 和 46 的咬合不够紧密（图 5-103）。16 和 17 的扭转得到了纠正（图 5-104）。

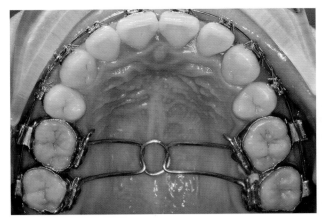
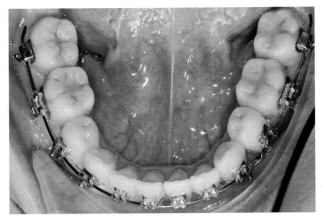

图 5-102　上颌磨牙需粘接颊管纠正 16 和 17 扭转

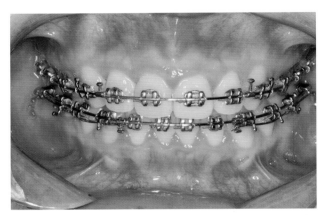

图 5-103　治疗后期，局部咬合关系不够紧密

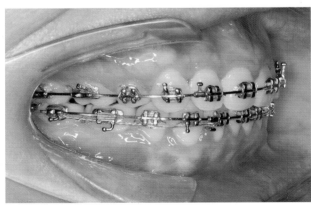
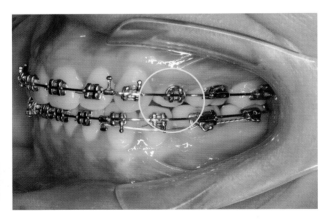

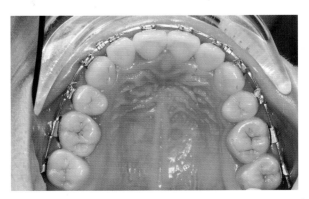
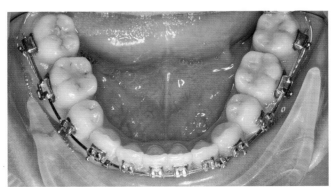

图 5-104　16 和 17 的扭转得到了纠正

下颌前伸咬合时，后牙即刻分离（图 5-105）。

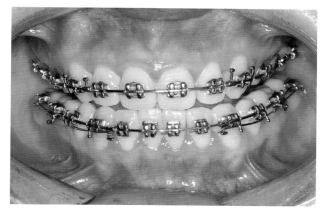

图 5-105　前伸殆检查

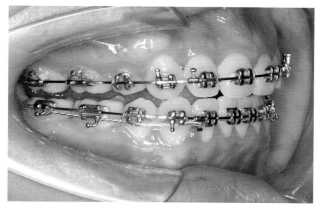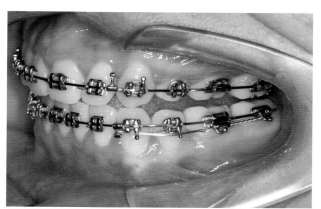

局部精细调整（图 5-106）。

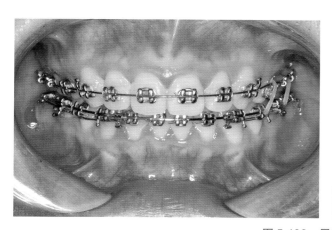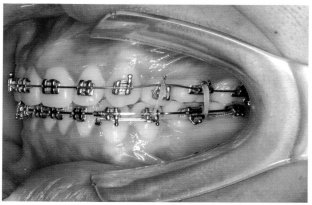

图 5-106　局部精细调整

七、矫治结果

1. 患者矫治 30 个月结束后的面像（图 5-107）。

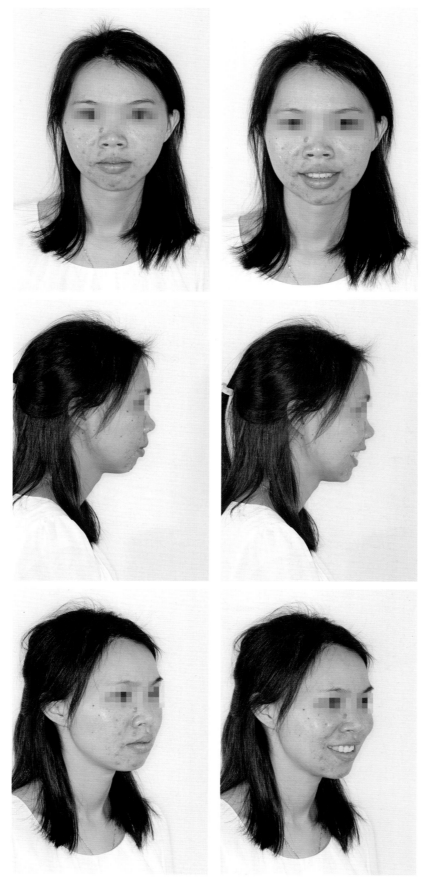

图 5-107 患者矫治结束后的面像

2. 患者矫治前、中、后的侧貌对比(图5-108)。

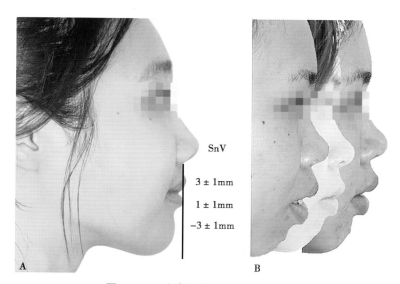

SnV

3 ± 1mm

1 ± 1mm

−3 ± 1mm

图 5-108 患者矫治前、中、后的侧貌对比
A. 标准面型 B. 患者矫治前、中、后的侧貌对比

3. 患者矫治结束后的口内像(图5-109～图5-113)。

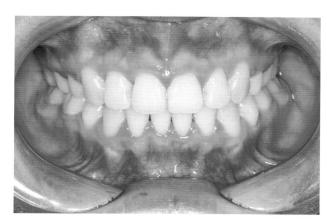

图 5-109 矫治结束后口内咬合情况

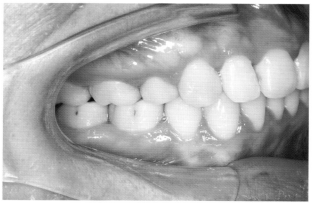
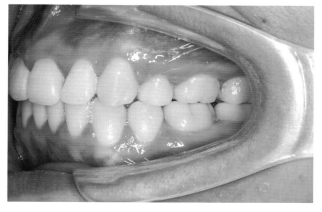

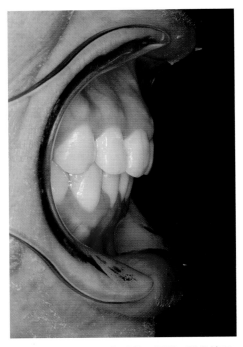

图 5-110　矫治结束后前牙覆𬜯、覆盖情况

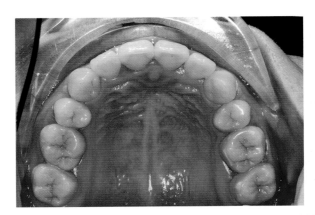

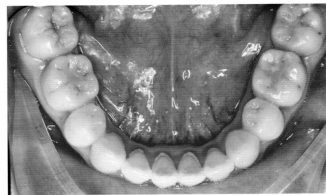

图 5-111　矫治结束后口内𬜯面像

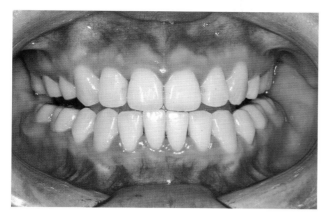

图 5-112　矫治结束后前伸咬合情况，前牙接触、后牙不接触

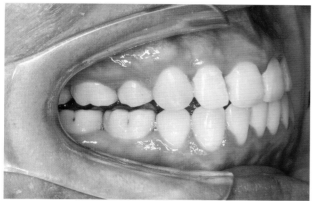
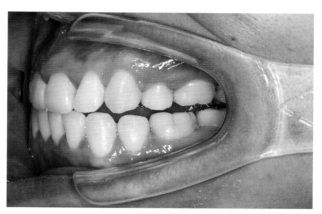

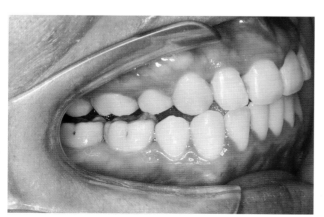
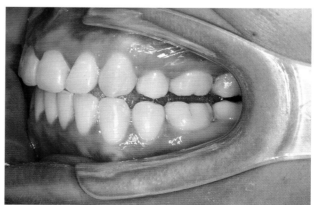

图 5-113　矫治结束后侧方咬合情况，工作侧尖牙保护

4. 患者矫治前后髁突位置 CBCT 检查比较（图 5-114～图 5-117）。

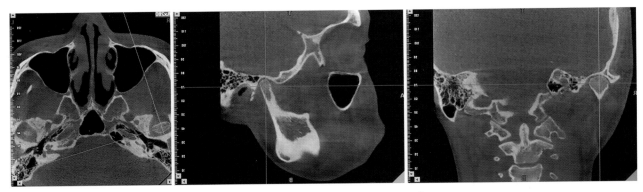

图 5-114　矫治前右侧 TMJ CBCT 影像

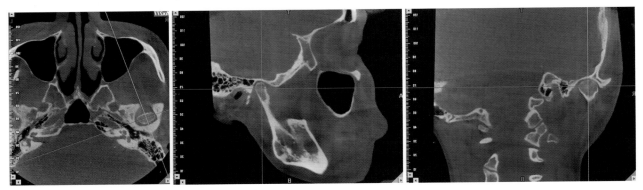

图 5-115　矫治后右侧 TMJ CBCT 影像

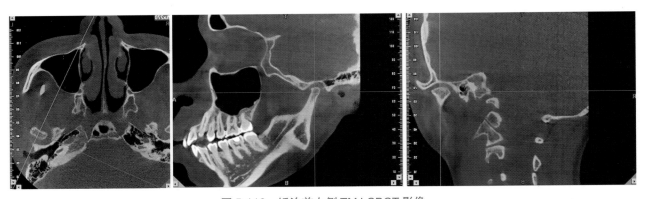

图 5-116　矫治前左侧 TMJ CBCT 影像

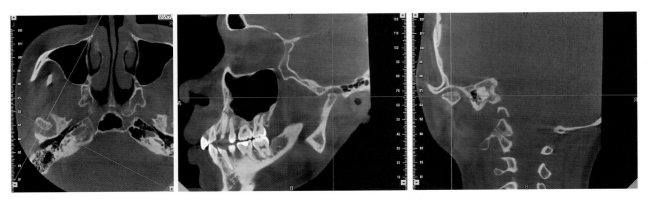

图 5-117　矫治后左侧 TMJ CBCT 影像

5. 患者矫治前后下颌前牙位置 CBCT 检查比较（图 5-118，图 5-119）。

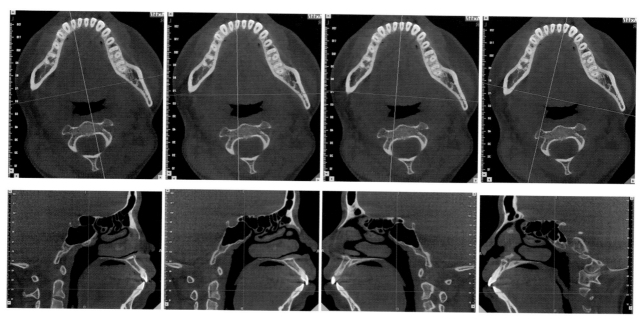

图 5-118　矫治前下颌切牙 CBCT 影像

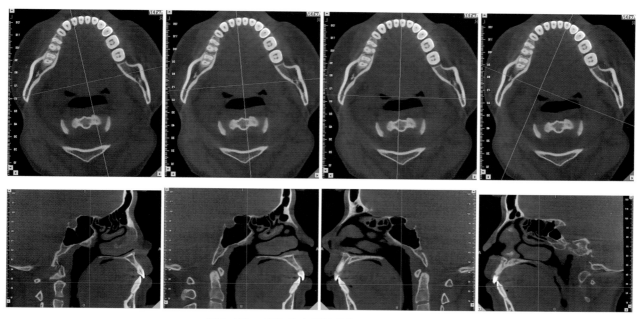

图 5-119　矫治结束后下颌切牙 CBCT 影像

6. 患者矫治前后上颌前牙位置 CBCT 检查比较（图 5-120，图 5-121）。

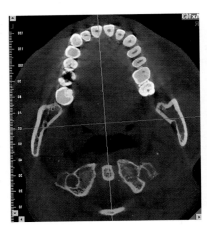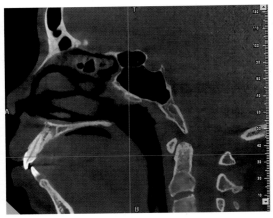

图 5-120　矫治前上颌中切牙牙根与牙槽骨 CBCT 影像

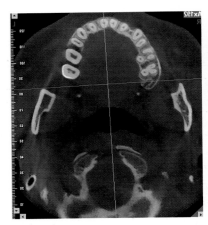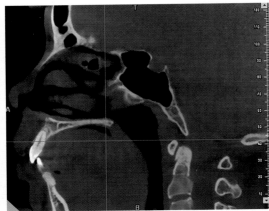

图 5-121　矫治结束后上颌中切牙牙根与牙槽骨 CBCT 影像

八、矫治反思

1. 没有很好地对其功能性咬合进行评估。
2. 没有确认髁突是否位于 CRP，没有确认 CRP-ICP 是否协调一致？
3. 既然颞下颌关节有症状、体征，就应该进行 MCD、磁共振成像（MRI）检查等。
4. 口腔正畸的限界还没有评估好。
5. 代偿治疗的效果如何？会带来什么后果？
6. 是否力劝患者进行口腔正畸 - 正颌联合治疗？如果患者不同意联合治疗，那么医师是否应该放弃治疗？

（兰泽栋）

病例三　成人双颌前突掩饰性治疗

一、病例资料

×××，女，23 岁。

主诉：上颌"哨牙"多年，要求治疗。

现病史及既往史：否认口腔不良习惯史，否认全身系统疾病，无不良习惯及偏侧咀嚼习惯。

家族史：家族有类似畸形。

常规面部检查：面部基本对称，开唇露齿，笑线过高，凸面型。

常规口腔检查：恒牙列，上颌牙列Ⅰ°拥挤，双侧尖牙、磨牙中性关系。前牙深覆盖Ⅱ°、深覆𬌗Ⅱ°，下颌牙列中线右偏 1mm。全口牙龈探诊出血，可探及明显龈下结石。

颞下颌关节检查：开口度、开口型基本正常；可闻及开口初、闭口末双侧关节弹响；ICP 与 CRP 未见明显差异。

二、IPDO 检查与分析

（一）面部检查

1. 面高比例　一般情况下，面中 1/3 与面下 1/3 相等，但是该患者面下 1/3 较长；上下唇在自然放松情况下，表现为开唇露齿；而当上下唇轻轻闭合时，则颏部软组织变得紧张（图 5-122）。因此，为了能获得更好的面部形态，在治疗过程中应注意控制面下 1/3 高度。

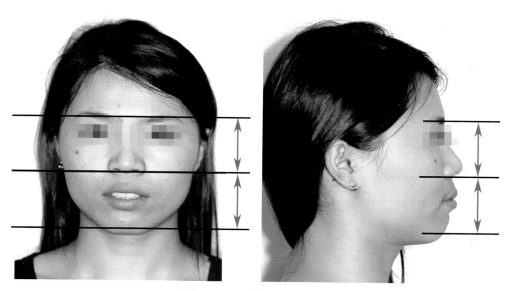

图 5-122　治疗前面部分析

2. 唇齿关系　上下唇在自然放松情况下，开唇露齿，上唇外翻。因此，在治疗过程中需要协调上颌中切牙与上唇之间的关系。一般情况下，上下唇自然放松时，上颌中切牙切缘在上唇下缘约 2～3mm 处（图 5-123）。该患者上颌中切牙暴露量过大，在治疗过程中应注意不让其伸长（最好适当的压低）。

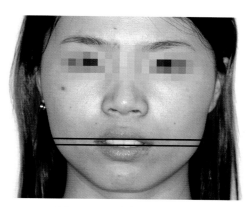

图 5-123　治疗前笑线分析

3．侧貌分析   通常情况下，侧貌评价有两种方法。其一，在自然头位下通过鼻下点做铅垂线，根据上下唇突点及软组织颏前点到该线的距离来评价侧貌；其二，以审美平面作为评价标准，但其常受颏部的影响（图 5-124）。IPDO 矫治技术建议用第一种方法来评价。该患者上下唇均前突、颏部形态不佳、软组织颏部较为后缩。

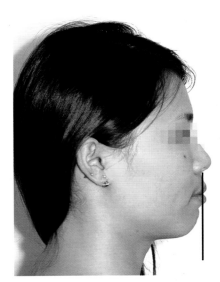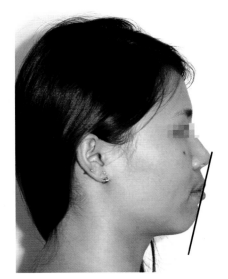

图 5-124   治疗前侧貌分析

（二）口内检查

1．口内正侧面像（图 5-125）   磨牙关系、尖牙关系基本中性，前牙深覆盖Ⅱ°，深覆𬌗Ⅱ°。上颌侧切牙龈缘位置较高，上颌尖牙牙尖出现磨耗，说明该患者咬合可能不稳定，有局部的咬合干扰。上颌切牙较为直立，牙根唇侧骨组织较丰满，预示着内收上颌前牙时，要注意转矩的控制及上颌前牙移动量的控制；同时也告诉我们该患者仅仅通过拔牙矫治很难获得良好的面型，需要使用额外的辅助手段。

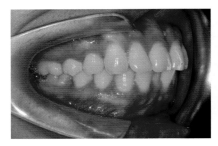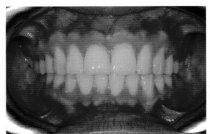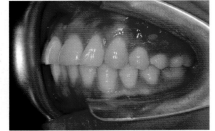

图 5-125   治疗前口内咬合情况

2．口内𬌗面像（图 5-126）   上、下颌牙弓呈卵圆形。后牙区牙弓宽度基本协调。个别牙齿扭转，牙齿邻接关系不良。下颌前牙区拥挤度约 4mm。磨牙𬌗面可见磨耗面，用咬合纸测试可见局部有咬合高点。

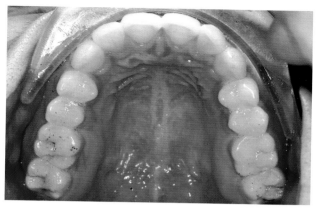

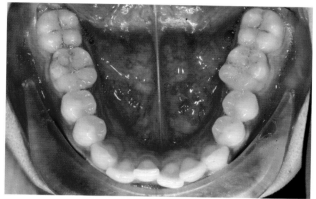

图 5-126　治疗前口内殆面像

（三）辅助检查

1. 全景片检查　全景片显示下颌第三磨牙存在,牙槽骨未见明显异常,左右颌骨体基本对称(图 5-127)。

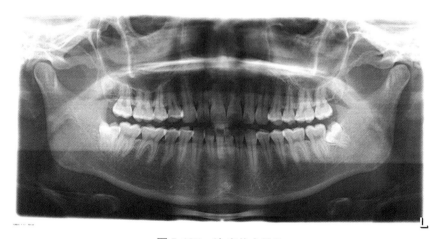

图 5-127　治疗前全景片

2. X 线头颅侧位片检查及测量分析(表 5-6,图 5-128)

(1)上下颌骨矢状向位置分析:ANB 角较大,说明上下颌骨可能存在矢状向差异。ANS-PNS:Go-Me 为 0.69,说明上下颌骨大小未见明显异常。上颌骨 S-Ptm 正常,提示上颌骨矢状位置基本正常,但是 N-S-Ar 为 128°,提示关节窝靠后,下颌骨整体位置可能靠后。SN-PP 减小,提示上颌骨有逆时针旋转的可能,可能会对 SNA 角产生影响;SN-MP 较为正常。

表 5-6　治疗前 IPDO 矫治技术头影测量项目

测量项目	参考值	测量值
颌骨矢状向位置分析		
SNA	82.8°±4.0°	85°
SNB	80.1°±3.9°	79°
ANB	2.7°±2.0°	6°
S-Ptm	18.3±2.4mm	19mm
N-S-Ar	123°±5°	128°
SN-PP	11°	6°
SN-MP	30.7°±4.6°	32°
ANS-PNS∶Go-Me	2∶3	0.69
颌骨垂直向位置分析		
SUM	396°±6°	391°
N-S-Ar	123°±5°	128°
S-Ar-Go	143°±6°	146.8
Ar-Go-Me	130°±7°	117°
Ar-Go-N	52°～55°	45°
N-Go-Me	70°～75°	72°
S-Go∶N-Me	62%～65%	68%
N-S-Gn	66°±7°	69.5°
牙齿位置分析		
U1-NA	7.3±1.9mm	4.6mm
U1-SN	105.7°±6.3°	107°
U1-PP	108.8°±4.8°	111°
U1-Stms	2mm	6mm
L1-D	0±2mm	−8mm
OP-FH	14.2°±3.7°	8°
软组织侧貌分析		
UL/Sn-VL	3±1mm	6mm
LL/Sn-VL	1±1mm	4.5mm
Pos/Sn-VL	−1±1mm	−4mm

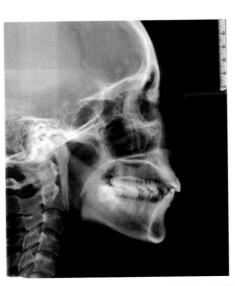
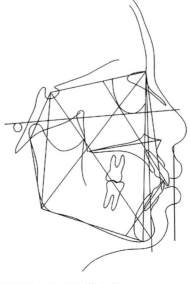

图 5-128　治疗前 X 线头颅侧位片影像及描迹图

（2）颌骨垂直向位置分析：Ar-Go-Me 为 117°、Ar-Go-N 为 45°、N-Go-Me 为 72°，提示该患者属于闭合生长型，在治疗过程中，下颌骨不易顺时针旋转，同时，该患者的后前面高比（S-Go∶N-Me）为 68%，也说明这个问题。因此，可推测该患者在治疗过程中比较容易维持面部垂直向高度。

（3）牙齿位置分析：U1-NA 较小，U1-SN、U1-PP 正常，说明上颌中切牙较为直立。对于上颌前突、需要内收前牙的病例难度较大。通常需要考虑如何避免上颌前牙在内收的过程中过于舌倾。U1-Stms 为 6mm，说明唇齿关系异常，要获取良好的唇齿关系，需压低上颌前牙。

下颌切牙唇倾度（L1-D）为 −8mm，说明下颌中切牙唇倾明显，在治疗过程中，需考虑内收下颌前牙。OP-FH 测量值较小，说明咬合平面较为平坦。

（4）软组织侧貌分析：UL/Sn-VL、LL/Sn-VL 均比正常值大，而 Pos/Sn-VL 比正常值小，提示从侧貌考虑上下唇均前突，而下颌软组织颏部不明显。在内收前牙过程中要注意垂直向的控制。

三、诊断

上下颌骨矢状向不调；面部垂直向发育过度；上颌中切牙垂直向萌出过度；下颌前牙过度唇倾；鼻唇颏关系不协调。

四、矫治设计与矫治计划

（一）矫治设计思路

髁突通过口腔正畸治疗稳定在一个可重复的位置，力求使得颞下颌关节形态、结构、功能趋于正常；下颌切牙应该"植立"于牙槽基骨之中；建立前牙的正常咬合关系和咬合力学架构；同时要谋求下颌的逆时针旋转以使下颌切牙的唇面倾斜角度趋于正常；尽可能多地建立正中止点，以获得咬合的稳定性。

（二）可视化治疗目标（VTO）

1. 确定髁突位置　在临床检查中，该病例未发现下颌位置明显不稳定。在 X 线头颅侧位片上，描记出颅面、颌骨及牙齿等结构（图 5-129）。

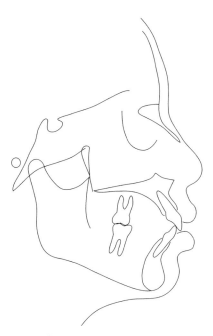

图 5-129　X 线头颅侧位片描迹图（确定髁突位置）

2. 确定下颌切牙位置　将下颌切牙"植立"于牙槽基骨之中,让下颌中切牙牙体长轴通过颏联合中心点附近(图5-130)。由于该患者牙槽骨与基骨形成一定角度,因此下颌切牙牙体长轴在颏联合中心点后2mm。

3. 确定任意铰链轴　描迹眶耳平面,从眶点画一条与眶耳平面成6.5°角的轴-眶平面。用两点将轴-眶平面与髁突颈部相交的线段平分为三段。前段与中段交界点为任意铰链轴轴心(图5-131)。

4. 确定唇齿关系　在上唇下缘处画一条水平线,此线为下颌中切牙的垂直高度(图5-132)。

5. 确定下颌位置　该患者为水平生长型,在治疗过程中,下颌平面不易出现顺时针旋转。但考虑到成人患者,无法利用生长趋势实现下颌的逆时针旋转。以任意铰链轴为圆心旋转下颌,使下颌切牙切缘至上唇下缘水平线处(图5-133)。

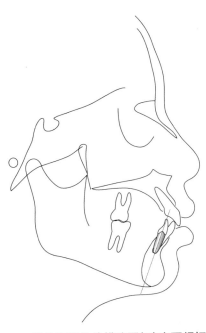

图5-130　X线头颅侧位片描迹图(确定下颌切牙位置)

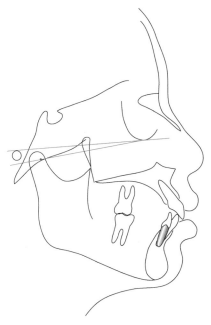

图5-131　X线头颅侧位片描迹图(确定任意铰链轴)

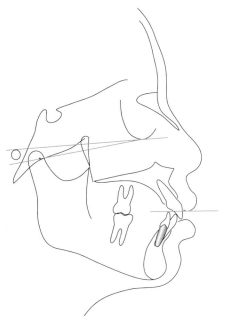

图5-132　X线头颅侧位片描迹图(确定唇齿关系)

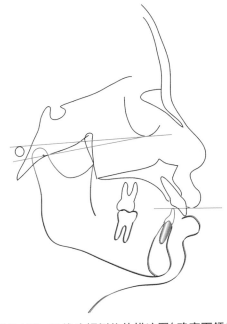

图5-133　X线头颅侧位片描迹图(确定下颌位置)

6. 确定上颌前牙位置　根据前牙的咬合关系确定上颌前牙的切缘位置，而上颌切牙牙根"植立"于牙槽基骨中或者保持根尖位置基本不变（图 5-134）。

7. 确定咬合平面　下颌旋转时，后牙可能形成早接触；同时，由于下颌磨牙的压低较为困难，因此我们把下颌第一磨牙咬合面中点与前牙覆𬌗中点的连线作为治疗后咬合平面（图 5-135）。

8. 确定后牙位置　根据间隙分析结果及咬合平面，确定后牙的移动情况，使后牙建立正常的咬合关系（图 5-136）。

9. 面型评估　根据唇齿移动比例关系画出上下唇的轮廓（图 5-137）。

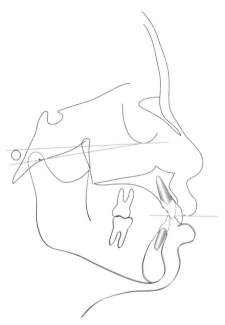

图 5-134　X 线头颅侧位片描迹图（确定上颌前牙位置）

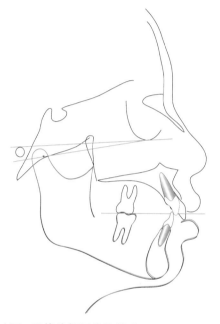

图 5-135　X 线头颅侧位片描迹图（确定咬合平面）

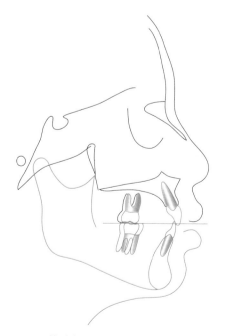

图 5-136　X 线头颅侧位片描迹图（确定后牙位置）

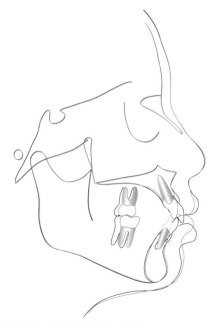

图 5-137　X 线头颅侧位片描迹图（面型评估）

（三）矫治目标

1. 维持下颌位置的相对稳定。

2. 改善唇齿关系。

3. 控制下颌平面；协调唇颊关系。

4. 协调骨骼型与牙型。

5. 使下颌切牙"植立"于牙槽基骨之中，建立良好的咬合关系。

（四）矫治计划

1. 将上述所做的 VTO 结果与治疗前 X 线头颅侧位片描迹图的上下颌结构进行重叠。上颌通常以腭平面进行重叠，而下颌则以下颌骨颏联合舌侧板重叠（图 5-138）。

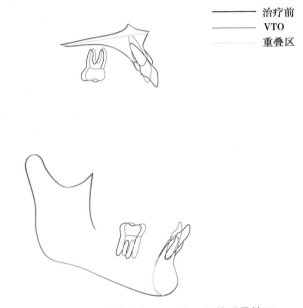

图 5-138　治疗前与 VTO 上下颌的重叠情况

2. 上颌骨重叠后，可以发现上颌后牙需要强支抗，沿着殆平面近中移动少许；而上颌前牙需要压低与内收。因此，在制定矫治计划时，需增强上颌后牙的支抗，可以考虑在治疗中使用微种植体支抗；而前牙区可以考虑用 J 钩、Asher 面弓或微种植体进行压低，同时在内收的过程中，需要注意对前牙转矩的控制，可考虑在前牙区使用高转矩托槽或者在内收过程中前牙区增加适当转矩。

3. 将下颌骨颏联合舌侧板重叠后，发现将下颌前牙"植立"于牙槽基骨之中，下颌磨牙近中移动约 1/4 牙尖。因此，下颌无需额外增加支抗，必要时可以考虑将第一、第二磨牙作为一个整体来加强支抗。但需注意控制下颌磨牙的垂直高度，避免因后牙伸长而导致垂直向高度增加。

4. 拔除上、下颌第一前磨牙，通过后牙前移维持面部垂直高度；微种植体支抗控制上颌前牙的三维位置，改善唇齿关系。

五、矫治过程

1. 上颌前牙区粘接高转矩托槽，常规排齐整平 5 个月。上颌更换 0.019″×0.025″SS 后，在上颌中切牙根尖区及上颌第二前磨牙与第一磨牙根间区植入微种植体，压低内收上颌前牙。下颌排齐后，以 0.020″澳丝进行整平（图 5-139）。

2. 治疗 14 个月后，下颌更换 0.019″×0.025″SS 继续关闭下颌间隙。前牙咬合打开（图 5-140）。

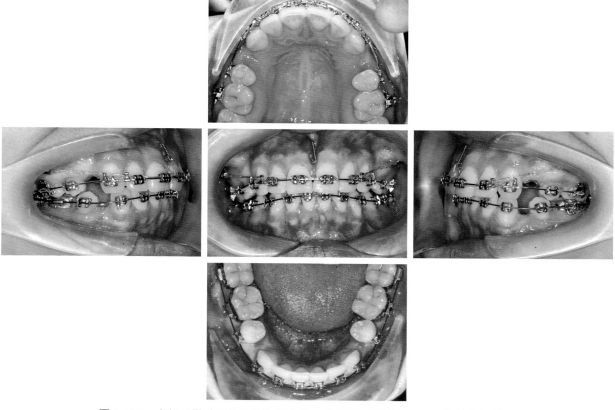

图 5-139　上颌以微种植体支抗压低内收上颌前牙；下颌以 0.020″澳丝进行整平

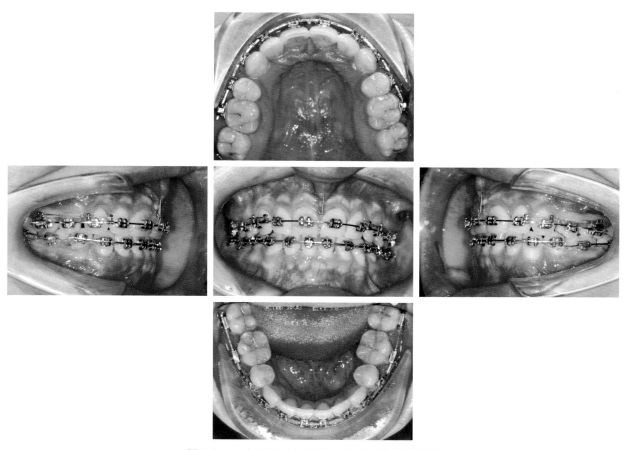

图 5-140　上下颌以 0.019″× 0.025″SS 关闭间隙

六、矫治结果

1. 治疗前后面像对比（图 5-141，图 5-142）
2. 治疗前后口内殆面像对比（图 5-143，图 5-144）

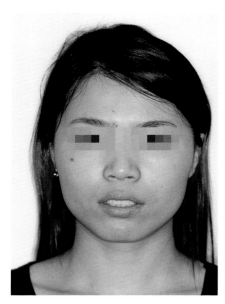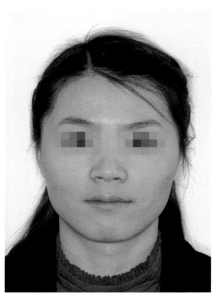

图 5-141　治疗前后正面像对比

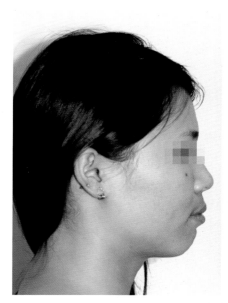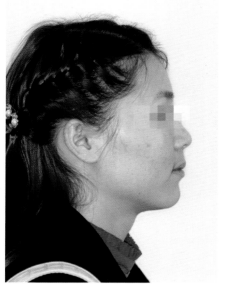

图 5-142　治疗前后侧貌像对比

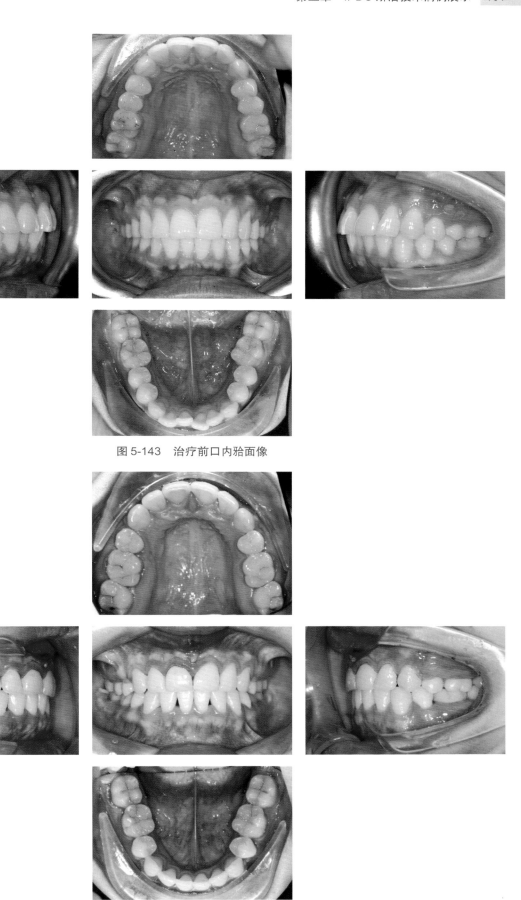

图 5-143　治疗前口内𬌗面像

图 5-144　治疗后口内𬌗面像

3. 治疗前后 X 线头影测量值对比(表 5-7)

表 5-7　治疗前后 X 线头影测量值对比

测量项目	治疗前	治疗后
颌骨矢状向位置分析		
SNA	85°	85°
SNB	79°	80°
ANB	6°	5°
S-Ptm	19mm	19mm
N-S-Ar	128°	127°
SN-PP	6°	7°
SN-MP	32°	31°
ANS-PNS∶Go-Me	69%	68%
颌骨垂直向位置分析		
SUM	391°	390°
N-S-Ar	128°	127°
S-Ar-Go	146.8°	145°
Ar-Go-Me	117°	118°
Ar-Go-N	45°	45°
N-Go-Me	72°	73°
S-Go∶N-Me	68%	68%
N-S-Gn	69.5°	68°
牙齿位置分析		
U1-NA	4.6mm	1.8mm
U1-SN	107°	103°
U1-PP	111°	107°
U1-Stms	6mm	2mm
L1-D	−8mm	−2mm
OP-FH	8°	3°
软组织侧貌分析		
UL/Sn-VL	6mm	3mm
LL/Sn-VL	4.5mm	2mm
Pos/Sn-VL	−4mm	−4mm

(1)治疗前后,以前颅底平面为重叠结构,面下 1/3 垂直高度基本保持不变,下颌骨出现了少许逆时针旋转,有利于颏部前移及减小面下 1/3 垂直高度(图 5-145)。

(2)治疗后,上颌前牙出现了内收及压低,同时上颌前牙转矩得到了控制;上颌后牙在稍微近中移动过程中,无明显伸长;下颌切牙"植立"于牙槽基骨之中,下颌磨牙支抗未见明显丧失(图 5-146)。

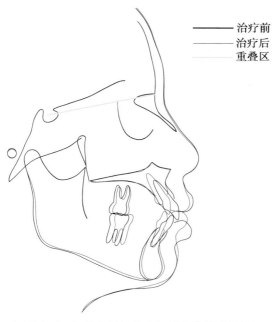

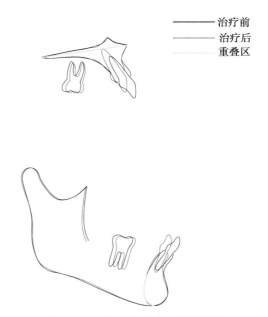

图 5-145　治疗前后 X 线头颅侧位片描迹重叠图

图 5-146　治疗前后上下颌重叠图

4. 治疗前后下颌切牙位置比较　矫治前下颌切牙的位置较为唇倾；但治疗后下颌切牙基本"植立"于牙槽基骨之中，下颌切牙牙体长轴基本通过颏联合中心点附近（图 5-147）。

5. 唇齿关系改善情况　治疗前上下唇放松时，该患者开唇露齿，无法自然闭拢；治疗后，随着上颌前牙的压低内收、下颌切牙的直立，该患者上下唇可以自然闭拢，无开唇露齿，面下 1/3 侧貌明显改善（图 5-148）。

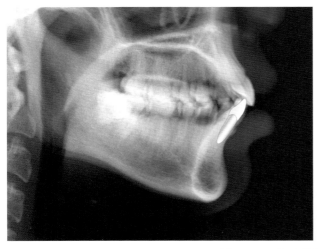

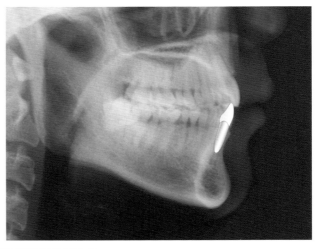

图 5-147　治疗前后下颌切牙位置变化

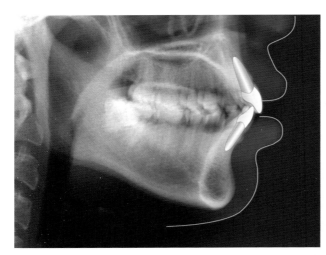
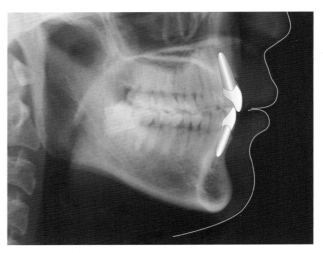

图 5-148 治疗前后唇齿关系改善情况

6. 治疗前后全景片对比 治疗后牙根尖无明显吸收(图 5-149,图 5-150)。

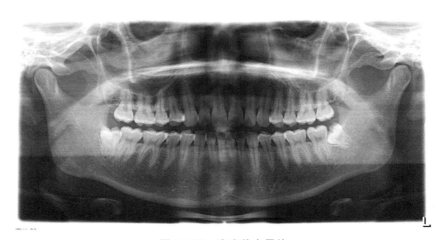

图 5-149 治疗前全景片

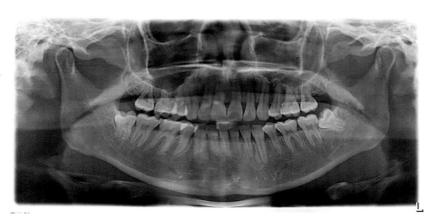

图 5-150 治疗后全景片

7. 治疗结果与预测的 VTO 结果对比　除了上颌中切牙的转矩外，治疗结果与我们所预测的 VTO 结果基本一致（图 5-151，图 5-152）。

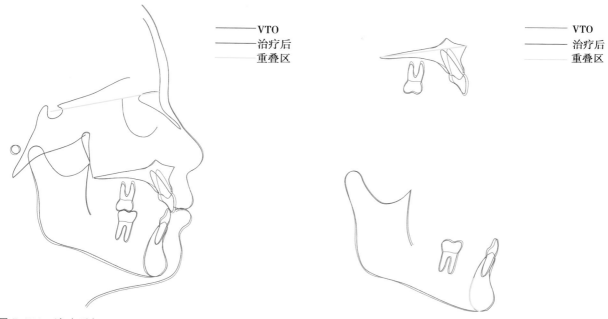

图 5-151　治疗后与 VTO X 线头颅侧位片描迹图重叠情况　　　图 5-152　治疗后与 VTO 上下颌重叠情况

（陈建明）

参考文献

1. Jae-HyunSung. 微种植体支抗正畸临床应用. 王震东, 陈文静, 译. 南京: 东南大学出版社, 2009
2. Lysle E. Johnston, 许天民, 滕起民. Johnston 头影测量技术图解手册. 北京: 北京大学医学出版社, 2011
3. William GWA Arnett, Richard P. McLaughlin. Facial and Dental Planning for Orthodontists and Oral Surgeons. St. Louis: Mosby, 2005
4. 傅民魁. 口腔正畸学. 第6版. 北京: 人民卫生出版社, 2012
5. William R. Proffit, Henry W. Fields, David M. Sarver. Contemporary Orthodontics. St. Louis: Mosby, 2012
6. 陈建明. 简明直丝弓矫治技术图解. 北京: 人民卫生出版社, 2016